がんと告げられたら、ホリスティック医学でやってみませんか。

帯津良一
帯津三敬病院名誉院長

風雲舎

（はじめに）私の原点――西洋医学からホリスティック医学へ

私は西洋医学の出身です。

西洋医学を学び、西洋医学で鍛えられ、食道がんを専門にする外科医でした。がんを撲滅しようと、青雲の志を抱いてこの道を歩んでいました。あれは忘れもしません、東大病院第三外科医局長から共立蒲原総合病院（静岡県）を経て、東京都立駒込病院に着任したのは一九七六年（昭和五十一年）五月の連休明けでした。病院前の停留所でバスを降りると、目の前には巨大な建物がそびえ立っています。バックには五月晴れの青い空。それを見たとき、「よし！　この手でがんを克服してみせるぞ！」という闘志が鬱勃（うつぼつ）と湧いてきました。美濃部（亮吉）都知事の時代、私がちょうど四十歳を迎えた年でした。

駒込病院はかつて伝染病の病院でした。しかし伝染病が下火になり、代わってがんが勢いを増してきたこともあって、当時、東京都の〝がんセンター〟的な役割を担うことになりました。巨額の資金を投じて古い病棟を新しく建て替え、ＣＴスキャンなど最新鋭の医療機器を導入してまるごと模様変えをしたところでした。医師もガラリと入れ替わりました。競争原理を入れなければ空気がよどむという声もあり、それまでの東大閥を壊し、全国の大学から若手医師が集まるようにしました。生まれ変わった駒込病院には医師、看護師、職員が一丸となって「なんとしてでも、がんを克服しよう」という気運がみなぎっていました。病院全体のエネルギーは高く、私も仲間に負けじと、真剣にがんに取り組みました。

二年経ち三年過ぎて、あるときガツンと脳天を打たれました。

最新鋭の医療機器が入り、医療技術も進歩し、新しい抗がん剤が生まれ、ひととおりではないスタッフの熱意が満ちていたにもかかわらず、成果が上がらないのです。五年生存率も以前と変わりません。つらかったのは、「完璧な手術だった」と、こちらがひと安堵して送り出した患者さんが再発して病院に戻ってくることでした。そういう事態が続きました。

なぜだろう。何かが足りないのではないか。それが私が西洋医学に限界を感じた最初の瞬間でした。不足しているのは何か、欠けているのは何か――考え込みました。

西洋医学は部分を見る医学です。身体の中の点（臓器）を見ることにかけては精緻を極め、これ以上の医学はありません。足りないのは、部分と部分のつながりを見ることを怠っているからではないか。身体の中の点（臓器）ばかり見ていたのでは、それがネックとなって、人間本来持っている「いのち」には届かないのではないか。そういう疑問が重くのしかかってきたのです。

では、つながりを重視する医学とは何だろうと考えていって、たどり着いたのが中国医学でした。そうか、中国医学か……！　つながりを重視する中国医学の現場を見たいと思って、仕事の合間を縫って中国に渡りました。目を見張りました。そこから私は、つながり重視の中国医学と、部分を重視する西洋医学の結合、「中西医結合」に思い至りました。私の医師人生の区切りをなす最初の一歩です。西洋医学をベースにしながら、漢方、鍼灸、そして気功を取り入れようとしたのです。

しかし駒込病院ではまったく受け容れられませんでした。患者さんがついてこないのです。科学の真髄を集めた最先端医療の殿堂で、漢方や気功は時代錯誤と受け取られたのでしょう。参りました。オレはまちがっているのではないか。西洋医学に戻ったほうがいいのではないか、そうも考えました。しかし、ひとたび男子が決めたことです、思うところをやってみるしかない。そのためには自分の病院を開設しなければならない、と決心したのです。四十六歳を過ぎていました。開業するには遅咲きです。でもやるしかないのです。それが一九八二年(昭和五十七年)、私が自分の病院、帯津三敬病院を郷里・川越の地にスタートさせた出発点です。

中西医結合からホリスティック医学へ

自分の考えどおりにやれる病院がスタートしました。西洋医学、それに漢方薬、鍼灸、食養生、気功を併せるのです。病院のなかに気功の道場を設けましたが、駒込病院時代と同じように、患者さんはめったに姿を見せません。私の考えはまだ世の中に受け容れられなかったのです。つらい時代でした。しかし時代は動きます。患者さんに「あなたはがんです」とはっきりと告知する時代になったのです。告知されたものの、患者さんは実際のところ、自分でどう闘病すればいいのか、そこが見えません。川越のある病院では漢方をやっているようだ、鍼灸がいいらしい——そうした噂が風に乗って伝わり、自分でも何とかしたいと考える患者さんがポツポツわが病院を訪れるようになりました。

ちょうどその頃、アメリカから「ホリスティック医学」という考え方が入ってきました。部分ではなく、人間まるごとを見ようというのです。根っこにあるのは、「全体は部分の総和以上の価値をもつ」という思想です。お、動いたぞ！　と、私は心のなかで小躍りしました。

というのも私は、部分を見る西洋医学、つながりを見る中国医学、それを合わせた中西医結合——これで人間まるごと見ることができると思っていたのですが、そうではないことになんとなく気づいていたからです。この二つだけでは何かが足りません。そうか〈こころ〉が足りないと気づきました。そこで、こころを見る心療内科を取り込み、これでホリスティック医学になると思ったのです。からだ、つながり、こころ——よし、これで整った……？　うーん、でもまだどこかちがいます。これではただ寄せ集め、ただの足し算です。結びつけただけではホリスティック医学にはならない。この三つをいったんバラバラにして、集め直して統合し直さなければいけない。バラバラにして集め直し、新しい体系を作ってこそ統合だと思ったのです。これが「統合医学」という考え方です。

ホリスティック医学は、そこからさらにもう一歩飛躍します。

人間まるごとを見るのですから、換言すれば、「生老病死（しょうろうびょうし）」すべてが対象です。「病」だけではありません。生き方、老い方、病み方、さらに人間どう死んでいくか——人間まるごとを相手にするのです。ですからホリスティック医学は、いまそこにあるものではありません。すでに完成しているものではなく、新しい体系をつくるのですから、これは一朝一夕にはいきません。しかしこの道を極めるしかない——私はそう考えて、ようやくホリスティック医学という理想の医学にたどり着きました。

ホリスティック医学とは

こうしてホリスティック医学という考え方が日本にも定着するようになりました。日本ホリスティック医学協会が発足して、今年は二十四年目を迎えます。さすがに「ホリスティック医学」という名称も人口に膾炙（かいしゃ）するようになってきましたが、全体からすれば、まだまだ少数派の域を一歩も出ていません。

しかし、がんと付き合い、がんを語るうえで、ホリスティック医学を理解していただくことはきわめて大事ですので、まずはその一端に触れておきたいと思います。

ホリスティック医学とは、からだ（body）だけでなく、こころ（mind）、いのち（spirit）が一体となった人間まるごとを、そっくりそのまま捉える医学です。

がんは〈からだ〉だけの病気ではありません。〈こころ〉にも〈いのち〉にも深くかかわる病気です。だから、主として身体に注目する西洋医学が手を焼くのも当然なのです。ここはどうしても、〈からだ〉〈こころ〉〈いのち〉が一体となった〝人間まるごと〟に注目するホリスティック医学に登場願わなければならないのです。私が若いころに感じた西洋医学の限界という疑問が、人間まるごとを見なければならない――となって出現したのです。流れからいえば、これは必然でした。

だからといって、部分を見ることを怠ってよいといっているのではありません。部分をしっかり見る要素還元論（Reductionism）にもとづく科学的態度も無くてはなりません。つまり、全体と要素を統合していくのがホリスティック医学なのです。

見方を変えれば、「治し」と「癒し」の統合といってもいいでしょう。

「治し」は身体の一部に生じた故障を、あたかも機械の修理をするごとく直していくことです。これに対して「癒し」は、〈こころ〉や〈いのち〉のエネルギーの回復、あるいは向上を図ることをいいます。

西洋医学が「治し」の方法であるならば、代替療法（西洋医学以外のすべての療法をそう呼びます）は「癒し」の方法です。両者を統合した統合医学（Integrative Medicine）は、治しと癒しの統合、ということになります。これがいまの流れです。この流れは定まったといえます。

では、同じく治しと癒しを統合するホリスティック医学と統合医学はどこがどうちがうかというと、私はつぎのように考えています。

西洋医学といい、代替療法といい、さらには統合医学といっても、これらは「病（やまい）」というステージにおける方法論の問題です。つまり、統合医学は病というステージのなかでの治しと癒しの統合なのです。

それに対して、ホリスティック医学は〝人間まるごと〟ですから、病というステージにとどまらず、生老病死のすべてのステージにかかわります。仏教には「四苦（しく）」という言葉があります。人間は生老病死という四つの「苦」の運命を背負って生きている存在だという意味です。つまり人は、不老長寿を願ってもその願いは叶えられないし、病気を免れる、死から逃れることも絶対に不可能です。われわれは老いていく者であるし、病む者であるし、また死んでいく存在なのです。

また、「生老病」を生きるということは養生を果たしていくことですから、ホリスティック医学には新しく養生という要素も加わります。養生とは簡単にいえば、生命力という〈いのち〉のエネルギーを高めていくことです。さらには、死を明らめるという作業も加わってきます。

いってみれば、ホリスティック医学と統合医学は、横軸の長さは同じだけれど縦軸の長さが異なる、ということになります。両者は独立した存在ではなく、ひとつの流れのなかの存在です。潮（しお）の流れ、あるいは川の流れを思い出してみてください。

五月雨を集めて早し最上川（もがみがわ）　芭蕉

西洋医学と代替療法が統合されて統合医学へ――。

統合医学が水嵩（みずかさ）を増してホリスティック医学へ――。

まさに五月雨を集めた川の流れが速くなっていくような最上川のイメージです。それを思い浮かべていただければ、ホリスティック医学のめざしている〝思い〟のようなものがおわかりいただけると思います。

〝ホリスティック医学でやってみる〟とは？

さてそこで、私がなぜがんの患者さんたちにホリスティック医学をお勧めするのか、ということについて簡単に申し上げておきます。

がんという病気は、腫瘍のできた部位や進行具合にもよりますが、手術をすることによって呆気なく治ってしまうこともあります。手術しにくい患部であっても、放射線の照射や抗がん剤の投与によって治療することができます。西洋医学にはそれだけの力と実績がありま す。ですから最近は、昔のように「がん」＝「死に至る病」という等式で、がんを怖れる患者さんはずいぶん少なくなってきました。

その一方、冒頭でも申し上げたようになかなか五年生存率は下がらないし、一度はがんを克服しながらも再発する患者さんも珍しくはない、という現実もあります。その理由は、がんが身体だけの病気ではないことがひとつ、もうひとつには再発を繰り返していると手術および放射線、抗がん剤という西洋医学の「三大療法」では対処しきれなくなってしまうことがあるからです。

西洋医学では手に負えなくなったとき、いまの医師はどういうかというと――「もう打つ手はありません。緩和ケアに行ってください」――こうした冷たい言葉がほとんどです。「ほとんど」とまではいわないにしても、そういう話はよく耳にします。そのため、いまの日本には〝がん難民〟といわれる人が六、七十万人にものぼるといわれています。

では、そうした患者さんたちは、がんの罹患やがん再発を「みずからの運命」と諦めて受容し、医師に命じられるがまま緩和ケアに行かなければならないのでしょうか？

そんなことはありません。絶対に、そんなことはありません。

「もう打つ手はない」といっても、それは、機械を修理するようにがんを治そうとする西洋医学においては打つ手がない、という意味にすぎないからです。

ホリスティック医学は、西洋医学だけにこだわることなく、漢方薬や気功、食事療法やイメージ療法、さらにはホメオパシーやサプリメントなどの代替療法もどんどん取り入れ、患者さんの自然治癒力を高めていこうと考えますから、「もう打つ手がない」ということはないのです。たとえ患者さんが「緩和ケアへ行ってください」と宣告されても希望を失う必要などまったくないのです。極論すれば、打つ手はいくらでもあるのです（代替療法の詳細については第五章参照）。

うちの病院にやってきていた脳外科の医師があるとき、「そうか、帯津さんの病院では、がんを完治させることができないまでも、こうやって延命させることができるんだ……」と、驚いたことがあります。西洋医学を駆使する、それでダメなら代替療法でも何でも使う、その根っこにあるのが、患者さんの「場」の生命力を高め、自然治癒力を上げること――なるほどなるほどと。それは私にとっては当たり前のことなのです。がんはミステリアスな病気で、その真因はまだわかりません。もう打つ手がなくなったからとサジを投げるか、戦略を構築し直してこつこつ気長にやっていくか――このちがいは大きいのです。そのうち患者さんの生命力が復活するかもしれません。朗報がくるかもしれません。諦めることはないのです。

一例を挙げておきましょう。

本文中で詳述しましたが、若くして胃がんにかかり、大病院で「手術できない」といわれて抗がん剤を使っている患者さんが私の病院へ入院していたことがあります。抗がん剤治療で白血球が減ってしまったからです。そこで漢方薬や気功をつづけていたら白血球が増えてきたので、大病院へもどったところ、なんと、「手術も可能だ」といわれたのです。その患者さんは手術を受け、現在は立派に仕事をつづけています。

ではなぜ、気功をつづけることによって白血球が増えてきたのでしょう？　気功によって自然治癒力が高まったからだと考えられます。気功をつづけることによって、ウイルスと戦う免疫細胞が活発化するから、自然治癒力も高まるのです。じっさい、運動の習慣のある人は、そうでない人にくらべて免疫細胞のはたらきが活発であるというデータもあります。気功や呼吸法をつづけることによって免疫力を高めることは、がんを直接的に退治するわけではないにしても、がん治療においてはきわめて有効な治療法のひとつなのです。

気功はほんの一例です。

人間まるごとを相手にするホリスティック医学は患者さんの〈からだ〉だけでなく、〈こころ〉や〈いのち〉にもはたらきかけていきますから、心理療法も、食養生も、インドや中国の伝統的な療法も援用しますので、「打つ手はいくらでもある」といっても過言ではありません。したがって、金属的な冷たさをもった西洋医学からサジを投げられたとしても絶望する必要はないのです。

ひと言申し添えておけば、ホリスティック医学は患者さんと〝つながり〟をもつ医療者やご家族、さらには自然環境などとの調和をめざしながら、その人の自然治癒力を高めていくことを治療の基本とします。したがって、患者さんががんに立ち向かっていくに当たっては、周囲の人たちとのチームワークが欠かせません。患者さんご本人と医師や看護師、鍼灸師、心理療法士、栄養士……との連携、あるいは家族のサポート、さらには地域や職場の人たちの励まし。そういった人と人とのつながりがとても重要になってきます。私はそうした〝つながり〟を「場」と呼んでいますが、いい場を創り、患者さんはそこに身を置く。そして一歩一歩こつこつと〝難敵〟に立ち向かっていく。そうすれば、かならずや光明も見えてきます。

その意味でいえば、ホリスティック医学は、なにもがんの患者さんだけでなく、また「打つ手がない」といわれた患者さんだけでもなく、われわれみんなが頼りにできる〝理想の医学〟なのです。もちろん、まだ完成の域に達しているわけではありません。しかし、患者さんの〈こころ〉や〈いのち〉にまで目配りして真の癒しをめざす医学ですから、私は日々、その勉強をつづけているし、みなさんにもお勧めしているのです。

医療に温もりを

もうひとつ大事なことは、まだまだ遠い未来の話ですが、ホリスティック医学が成就された暁に、初めて、医療と医学ががっちりと手を結んで一体となるということです。

元来、医療と医学は別のものなのです。現在のように医療と医学をいっしょくたにしていると、論議が錯綜するだけで、いつまでたっても理想の医療を手にすることができません。

戦いにたとえれば、医療は最前線、医学は兵站部（ロジスティックス）ということになります。戦の成否はあくまでも最前線の戦いぶりにかかっています。最前線で足りなくなった武器弾薬や食糧を届けるのが兵站部の役目です。医学はつねに性能のよい戦術（治療法）を揃えておく。戦うのは医療です。最前線では単なる戦術ではなく、複数の戦術を統合して得られた戦略がものをいいます。戦術が治しの方法なら、戦略は治しと癒しの統合なのです。

二十世紀、西洋医学はめざましい発展を遂げ、一大体系医学を築きました。そのめざましさが人びとの錯覚を呼び、医学が医療の真ん中にでんと居坐ってしまい、医療と医学の関係がごちゃごちゃになってしまったところに現在の医療の悲劇があります。

いいかえれば、西洋医学一本槍の人たちは「医療」ということがわかっていないのです。彼らは医療者というより医学者ですから、一つひとつの身体の故障を〝修理〟していくことしか頭にありません。ところが医療というものは〝人間まるごと〟を対象とします。医療現場は、「三大療法でダメならホスピスに行ってください」などとはいえないのです。それには、「治し」と「癒し」を統合しなければなりません。それにもかかわらず、「治し」だけが大きな顔をして、「癒し」が脇に追いやられてしまった。そのために医療の現場から本来あるべき温もりが消え、殺伐たるものになってしまったのです。

哲学者の中村雄二郎さんによれば、フランスの有名な哲学者にして精神科医でもあるミシェル・フーコーは「医療のなかに科学を持ち込んだのは失敗だった」という趣旨の指摘をしているそうです（『術語集』岩波新書）。中村さんの要約によれば、つぎのようになります。

《（知を忘れた・帯津注）狭い意味での臨床が【中略】近代医学のシステムのなかで制度化されて今日に至ったため、かえって冷ややかな対象化や形式的な計量化など科学主義のわるいところを相互行為の場に持ちこんでいることが多いようだ》

私もその意見に大賛成です。

焦眉の急は、医療の復権なのです。

医療に温もりが戻ってくれれば、医療現場での大方の悩みは消えるとさえいえます。

私は医療を担う当事者として、みなさんと手をたずさえて医療に癒しを、そして温もりを取り戻したいと念じています。

がんと告げられたら、ホリスティック医学でやってみませんか。

目次

第二章　ホリスティック医学とは

第三章 〈からだ〉を治す

第四章 〈こころ〉を癒す

第五章 〈いのち〉を高める

装幀——山口真理子
写真——落合　淳一

第一章

がんに負けない！

「がん」と宣告されても――

私は一九九六年に『がんになったとき真っ先に読む本』(草思社)という書籍を刊行しました。さいわい世に受け入れられて版を重ねてきましたが、あれからざっと十五年――がんの医療現場はどう変わったか、ということから検討していきます。

がんの患者数を見ておけば、厚生労働省発表のデータにはつぎのような数字が載せられています(概数)。

●一九九六年＝八四万六〇〇〇人
●一九九九年＝七四万七〇〇〇人
●二〇〇二年＝七〇万五〇〇〇人
●二〇〇五年＝七〇万一〇〇〇人
●二〇〇八年＝七五万八〇〇〇人

二〇〇〇年あたりを中心にやや減少傾向が見られるものの、二〇〇八年にはまた増えはじめています。大局的に見れば、がんの患者数にそれほど大きな変化はないといっていいでしょう。

ただし、がんにたいする患者さんたちの思いはこの十五年間でかなり変わってきたように見えます。かつては「不治の病」のように受け取られていましたが、最近では「がん」と告げられたときの患者さんたちのショックも、ひと昔前ほど大きくなくなったように見えます。

その理由はいくつか考えられます。

ひとつには、①手術と②放射線治療と③抗がん剤投与を〝三本柱〟とする西洋医学の治療法が確立されつつあると同時に、それでもがんを退治できない西洋医学を補完するために漢方薬や鍼灸（しんきゅう）、ホメオパシー（Homeopathy）やサプリメントなどの代替療法が出そろってきたことがあげられます。それらの治療法をうまく組み合わせて使っていけば、かなりの程度までがんと折り合いをつけられるようになったため、以前のような「不治の病」といった印象がだいぶ薄れてきたのです。

もうひとつの理由としてあげられるのは、がんにたいする患者さんたちの知識が昔とくらべると飛躍的に増えたことです。「がん」と告げられても過剰に動揺する患者さんの数はずいぶん減ってきたように思います。

もちろん、医師から「がんです」と告げられた瞬間はいかなる人でも気持ちが揺らぎます。かなり芯の強い人でも平常心を見失ってしまうことがあります。しかし、多くの患者さんに接している私の目から見ると、多くの患者さんがかなり早い時期に気持ちを立て直しているように思えます。「がん」という病名を告げられても、一両日、長くとも数日で一時のショックから立ち直って「なんとかこの病気を乗り越えてやろう」という気持ちになるようです。そうした患者さんの数はけっして少なくありません。

私はこの一年間（二〇一〇年）、季刊の「文藝春秋SPECIAL」という雑誌で「死を想う」と題する対談のホストを務めてきました。ゲストは写真家の藤原新也さん、作家の五木寛之さん、認知症の権威である大井玄（おおいげん）さん（東大名誉教授）、そして画家の谷川晃一さんでした。最後にあげた谷川さんは、がんになって私の病院（帯津三敬病院）で手術をしたときもじつに飄々（ひょうひょう）としていました。私が「手術したほうがいいですよ」といってもニコニコしているし、入院するときもニコニコしていました。「がん」といわれても、「手術」といわれても、そんなことは全然苦にしていないように見えました。

そこで私は対談をした機会に、「どうして平然としていられたのですか？」と聞いてみました。返ってきたのは、「私は死後の世界を確信しているからです」という答えでした。「だから、『がん』とか『死』といっても、どうということもないのです」と。

谷川さんの奥さんは画家でエッセイストの宮迫千鶴（みやさこちづる）さんです。宮迫さんは悪性リンパ腫で亡くなりましたが（二〇〇八年）、非常にスピリチュアルな人で、精神世界の本をいろいろ読んで勉強して「〝あの世〟は絶対にある」という結論に達していました。「だから死ぬのはちっとも怖くない」と、彼女もいっていました。

ご主人の谷川さんも彼女に感化されて同じような境地に達していたのでしょう、宮迫さんが亡くなってからも、「彼女がいなくなったような気がしないんです。彼女の〈いのち〉と宇宙のどこかでちゃんとつながっているように感じられるのです」と、対談のときにいっていました。

私にはその言葉がとても印象的でした。

ただし、だれもがみな、谷川さんや宮迫さんのように超然とかまえていられるわけではありません。「自分のがんは、かなりステージが進んでいるんじゃないか？」と取り越し苦労をしたり、必要以上に悲観的になったりする人もいないわけではありません。また、がんと宣告されながらも「なんとかこの病気を乗り越えてやろう」と気持ちを立て直した患者さんたちにしても、心のなかでは他人にはうかがい知れないさまざまな葛藤があったにちがいありません。

それでも残る衝撃

ごく最近、『STAND UP』というフリーペーパーが創刊されました。「若年性がん患者が作る！　若年性がん患者のための情報マガジン」とうたっているとおり、そこにはがんを告げられたときの若い人たちの声がたくさん載っています。

●看護師・中島千尋さん。二十二歳。滑膜（かつまく）肉腫。

《19歳、看護学生の時に右上腕滑膜肉腫の告知を受け、手術と化学療法のため約1年間治療をしていました。自分ががんになったことを受け入れることができず、病状説明でわぁわぁ泣き、治療中もよく泣いていました。毎日が恐くて不安でいっぱいでした。頑張るしかないことは分かっていたけど、体も心も辛かったです》

●テレビ局記者・鈴木美穂さん。二十六歳。乳がん。

《普通の女の子として、元気に生きること。そんな、それまで当たり前だと思っていたことができず、世の中でたった一人、置いてきぼりの気分でした。みんなの前で強がっていても、一人になると泣いていました。それになにより、両親を悲しませることが一番辛かったです。こんな親不孝な娘でごめんね、と。その頃は、「死」の存在がいつも隣にあって、眠ったらもうそのまま起きられない気がして、眠りにつくのが恐くて仕方なかったです。

「私、あとどのくらい生きられるんですか……?」。診察室で先生に泣きながら尋ねた日を、今でも忘れられません。あれから2年。私はいま、生きています》

ついでに私自身の話もしておけば――あれは四十代前半のころですから、いまからもう三十年ほど前、都立駒込病院へ勤務していた時代のことです。

ある日、鎖骨の上に丸い腫瘍を見つけたのです。あのときはギョッとしました。重症の患者さんを見て、朝方、家に帰ってゴロッと横になったとき何の気なしに鎖骨に手をやったら固いものがあったのです。思わず飛び起きて鏡を見ました。やはり、その部分が盛り上がっている。「がん、か？」と、さすがにちょっと不安になりました。

それというのも、最初の川越の病院（現在の「帯津三敬病院」は二〇〇九年四月一日に場所を移して新築）をつくるために借金を考えていた時期だったからです。もし鎖骨の上のこの腫瘍ががんで、それが治りにくいものであったら、病院の開設を断念しなければならない。志なかばにも達しないうちに斃（たお）れるのか……。そんな思いが脳裏をかすめました。

沈んだ気持ちで駒込病院へ行くと、ひそかに自分ひとりでレントゲンを撮って検査してみました。血管などがきれいに映る検査法があるのです。しかし、その検査だけでは何ともいえません。「まいったなあ」という気持ちと、「がんかもしれないということは人に悟られないほうがいい」という思いがとっさに浮かびました。それから自分でこっそりいくつかの検査をしてみました。その結果は——さいわいなことに何を調べても「悪性」というデータは出てきませんでした。

「シロ」という〝判定〟が出るまでの一週間ぐらいはイヤな気分が抜けませんでした。世の中がカラーから白黒の世界に一変してしまったような気がしたものです。何を見ても何をしても心楽しまない。そのころ私は電車で病院へ通っていましたが、車窓からの景色も灰色に揺れているようでした。

いまから三十年以上前の時代ですが、現在は西洋医学も進歩しましたし、代替療法も数えきれないくらいあります。担当の医師といっしょに、あるいはご家族と力を合わせて今後の戦略を立てていけば、たとえ「がん」と診断されてもやたらに落ち込む必要はありません。

「がん」といわれたときの心得〜第一ステップ「負けてたまるか！」

では、がんと診断されたときどんなことを心がけたらいいのでしょうか？

患者さんの年齢、職業、がんの部位、進行ぐあい……等々に応じてさまざまなことが考えられますが、思いつくかぎりのアドバイスを記しておきます。
①がんという告知を自分を向上させるための橋頭堡であると考えて、一度、肯定的に受け入れてみる。
「がん」といわれても、「手術」といわれてもニコニコしていた画家の谷川晃一さんなど、このお手本ということができます。谷川さんまではいけなくとも、がんという診断を否定したり、それに打ちのめされたりするのではなく、一度、肯定的に受け入れてみることです。
②なんとしてもこの困難を克服してみせるぞと、肚を決める。
がんと告げられたら、たいていの人は一瞬頭が真っ白になるかと思います。それでも、

焦ったりあわてたりしないことが大切です。臍下丹田（せいかたんでん）といわれるヘソの下あたりにグッと力を入れ、まずは落ち着きを取り戻してください。

③がんについてはまだまだわからないことが多くあるので、「未知数の世界だ！」と思うこと。

じっさい、がんの真因や究極的な治療法はまだ見つかっていません。まさに、がんとは〝未知数の世界〟なのです。ということは、治る可能性も多く秘められているということになります。自分の力と担当医のアドバイスを聞きながらその可能性を掘り起こしていけばいいのです。その余地は十分残されています。

④たとえ専門家といえども、断定的すぎる言葉は聞き流す。

医者のなかにはたまに、説明するのを厄介がる人も、あるいは「とにかく入院してください。あとのことはそれからです」という人もいます。「すぐに入院しないと取り返しのつかないことになりますよ」と脅かす人もいるでしょう。そんな言葉に動揺してはなりません。

かつて、こんな患者さんがいました。

私の病院へきたときは相当悪かったので、結局、四十代で亡くなってしまいましたが、最初に国立がんセンターで見てもらったとき、「すぐ手術しないといけないから入院の予約をしてください」といわれたそうです。いきなり「手術、入院」といわれても自分がどういう状態なのか、さっぱりわかりませんから、「もう少し説明してほしい」と頼んだところが、その医師はこういったというのです。「私だって忙しいのだから、そんなヒマはない。ウチが嫌だったら、よその病院へ行ってください」と。それですっかり手術する気をなくしたその患者さんは、自宅でいろんな代替療法をやっていたようです。でも、ぐあいが悪くなる一方なので、私の病院を訪ねてきたというわけです。もし最初のとき、がんセンターの医師が懇切丁寧に説明してあげて手術をしていたら、助かっていたかもしれません。そう思うと私は、同じ医師として猛烈に腹が立ってきました。

「冷たい医師、病院は避ける」

「がん」といわれたときの心得～第一ステップ

⑤以上を反芻したうえで、主治医の言葉に耳を傾ける。

まずは、担当医から病状を説明してもらうことです。どこにできたどんな腫瘍で、その進行度（ステージ）はどのくらいか、といった症状の説明はぜひともしてもらってください。それから、治療方針の説明を受ける。これから先、戦略を立ててがんと戦っていくわけですから、どんな治療になるのか、手術が必要なのか、放射線治療をするのか、といった説明を聞くことです。がん治療は西洋医学を中心とした医療ですから、まずはここからスタートします。

⑥もし主治医の言動に、自分にたいする敬意が感じられなかったら、「わかりました。家族ともよく相談してきます」といって失礼する。

それというのも、患者さんに冷たい感じを与える医師は、がんという難敵と戦う〝戦友〟にはなりえないからです。

じつをいえば、がんというのはゆっくり進行していく病気ですから、それほど緊急性は高くありません。すぐ手術をしなければ手後れになるということはめったにありません。したがって、どんな言い訳をしてもかまいませんから、理由をつけて一度自宅へ帰ることをおすすめします。冷たい感じの医師とは、こちらから〝おさらば〟してもいいのです。そして一度、頭を冷やし、家族と相談したり、がんについての知識をたくわえたりするほうが賢明です。後述するように、がんの治療法には数多くの選択肢がありますから、いろんな本を読んでがんの知識を仕入れ、自分のライフスタイルや仕事、人生観、価値観に沿った治療法を選ぶ余地を残しておくべきです。

⑦その病院の雰囲気のなかにやさしさが宿っていることが感じられなかったら、これも黙って失礼する。

病院選びをするとき、雑誌の特集記事や書籍の「いい病院選び」とか「全国のいい病院ベスト××」といった類の情報はあまり参考になりません。単に病院のベッド数や手術件数、患者さんの五年生存率を比較してはじき出したスタティック（静的）なデータを並べただけのものが多いからです。病院が大きければ手術数は増えるでしょうし、手術のうまい下手といっても、手術がうまいのは外科医にとって当たり前の話なのですから、あの種のデータはきわめて皮相的な情報にすぎません。極論すれば、どうでもいいような話です。

いちばん大事なことは「場」のエネルギーが高い病院を選ぶことです。

いきなり「場」のエネルギーといっても、場は目には見えないし、手で触ることもできませんから、きわめて抽象的に聞こえるにちがいありません。詳しくは後述するとして（第五章参照）、ここではごく簡単に、患者さんが身を置く場所である病院や病室が居心地よく、患者さんとそれを取り巻く医療者たちの関係もスムースであるといった程度の意味に理解していただければいいでしょう。

そうしたやさしさが感じられなかったら、別の病院を探すことをおすすめします。

⑧やたらに統計やエビデンス（科学的根拠。Evidence）を振りまわす医師も避けたほうがよい。

そういう医師は先ほど申しあげた医療と医学の区別もつかず、戦略を立てるうえで支障をきたすからです。

⑨以上をクリアできたら、提案された治療方針を吟味する。そして、わからない点や納得

できない点があったらセカンドオピニオン（二番目の意見）を求める。

現在ではセカンドオピニオンは常識になっています。「セカンドオピニオン」と聞いて不快な素振り見せるような医師は、それだけで主治医たる資格を持っていないと考えたほうがいいでしょう。

私の知っている編集者のそのまた知人のケースですが、胃がんと診断されたその患者さんは胃の全摘手術を通告されたので、別の病院へ行ってセカンドオピニオンを求めたといいます。すると、別の病院の内科医も外科医も「胃の全摘手術は必要なし」という判断だったそうです。これを見ても、セカンドオピニオンの重要性がおわかりいただけるはずです。

二〇〇七年四月から施行された「がん対策基本法」の附帯決議（参議院厚生労働委員会）にもつぎのように記されています。

病状、治療方法等について、患者が医師等の説明を理解し、納得した上で治療法の選択ができるよう、正確かつ適切な情報提供の推進、セカンドオピニオン外来・医療相談室の拡充に努めること。あわせて、セカンドオピニオンを受けるために必要な診療状況を示す文書やデータ等の提供について、患者の求めに応じて迅速かつ適切に対応するよう、医療機関に周知徹底を図ること。

高い買い物をするとき、最初にポンと飛び込んだ店で即断即決することはめったにありません。同業の別の店をまわって、品質や値段をくらべてから買うのがふつうです。まして自分の身体の問題ですから、慎重になってなりすぎるということはありません。

「がん」といわれたときの心得〜第三ステップ「代替療法は〝玉石〟を見定める」

⑩納得できたら、最初の治療を受ける。

最初の治療は手術とか化学療法とか、どうしても西洋医学的な治療から入ることになりますが、初戦での〝主力部隊〟はそれでいいと思います。

ただし治療を受けるときは、こちらから一歩踏み込むような気持ちが大切です。

⑪初戦が済みしだい、戦略を組み立てる作業に入る。

そのばあい、主治医が「癒し」の方法、つまり代替療法にも通じている人であれば問題はありませんが、そうでないばあいは代替療法に精通した医師を自分で見つけなければなりません。最近は以前とくらべ、そういう医師も見つけやすくなっています。

⑫代替療法は玉石混淆ですから、自分で選ぶばあいは、その提供者が〝玉(ぎょく)〟であるか〝石(せき)〟であるか、よく見定める。

断定的な物言いをする人や、大言壮語する人は避けたほうがいいと思います。また、代替療法にもいろいろありますが、あまりにも高価なものも避けるべきです。代替療法はエビデンスに難があるわけですから、本来であれば、これを扱う人は謙虚にならざるをえません。それにもかかわらず高飛車だったり自信満々だったりする人はあまり信用できません。謙虚で人相のいい人が提供するものを選べば間違いはそれだけ少なくなるはずです。

⑬治療の途中、大病院などで冷たい仕打ちを受けたら、多少の不利が生じようとも訣別したほうがよい。

外来で大勢の患者さんに接していると、大病院で非人間的な扱いを受けたという例はよく耳にします。最近も食道がんの患者さんがこんなことをいっていました。

その人はだんだん食道が狭くなって、ものが食べられなくなってしまったため、私は放射線治療がいいだろうと判断しました。その患者さんは都内の人でしたから、私がかつて勤務した駒込病院に治療を依頼しました。すると、放射線科の先生からいきなり「これまで何したてたんだ」と、ものすごい剣幕で怒られたというのです。「漢方薬を飲んだり気功をしたり……」と答えたところ、「帯津先生のところからくる患者さんはいつもそんな人ばかりだ。もっと早くこなければダメじゃないか」と、さらに激しく怒鳴りつけられたので、もうびっくりして縮み上がってしまったそうです。付き添っていた奥さんなど、震えあがってしまったといっていました。

もちろんそれは、その先生の老婆心ないしパターナリズムから出た言葉であって、けっして悪意があったわけではないと、私は思っています。パターナリズム（家父長主義。Paternalism）というのは――医師が専門的判断をおこなうから患者さんはすべてを医師に委ねる、それが患者さんのためにもなる、という考え方です。

ただし私は、放射線科のその医師のパターナリズムは少し間違っているのではないかと思いました。というのは、では早く放射線をかけたらその患者さんはかならず治っていたか？という問題が残るからです。けっしてそうとは言い切れません。そうだとすれば医師が患者さんを怒鳴りつける必要はないのです。多少治療が遅れたとしても、放射線をかければそれ以後よくなる可能性もあるわけですから、「これまで何してたんだ」と怒鳴るのは医師の傲慢というべきでしょう。

抗がん剤を使っていた別の患者さんは、大病院の先生からこういわれたと、こぼしていました。「これが最後の薬です。これが効かなくなったら、それ以上手の打ちようはありません」と。そんなことは患者さんに向かって口にすべき言葉ではありません。ところが、そんなとんでもないことをいう医師が実際にはいるのです。

治験薬を使うとき、「まずお断りしておきますが、この治療はあなたのためにやるのではありません。研究のためです」などと無神経なことをいう医師の話を聞いたこともあります。これも信じがたい話です。

　私は珍しい漢方薬を見つけたり、サプリメントの業者の人からサンプルをもらったりすると、そっと患者さんに手渡すことがあります。「これはあなたのために手に入れたものです。絶対にいいと思いますから大事に飲んでください」というと、患者さんは目を輝かせて、宝物をもらったかのように喜んでくれます。もちろん、その漢方薬やサプリメントがその患者さんに合うのではないかと判断した上でプレゼントするわけですが、「特別にあなたのために手に入れたものです」というと、薬の成分のうえに「特別な薬なのか」というプラシーボ（偽薬。Placebo）効果が加わって効き目が上がるばあいがあるのです。だから私はちょっと秘密めかしてサプリメントや変わった漢方薬を手渡しているわけです。先の大病院の医師のように「この薬はあなたのために出すのではありません。研究のためです」といって治験薬を出したら、効果は絶対に半減してしまいます。

「この薬が最後です」といわれた患者さんのばあいも、それは西洋医学においては最後という意味にすぎません。手段・方法（すなわち代替療法）はほかにいくらでもあるわけですから、そんな脅しつけるような言葉は絶対に吐くべきではありません。

　私が聞いたのはほんの一例ですが、そんな出来事を耳にするにつけても医者選びの大切さ

――逆にいえば、私たち医療者の責任の重さを痛感します。医療現場から潤いや人間的な温もりがなくなってしまったら、それはもう医療ではなくなってしまいます。

「がん」といわれたときの心得～第四ステップ「サイモントン博士の言葉」

⑭「癒し」の道は、治ったか治らないかの二極化ではなく、一歩前進の方法であると心得る。

代替療法は、機械の修理のような「直し」とちがって〈いのち〉のエネルギーを高めるために一歩前進していこうという方法ですから、治るか治らないかと、二極化して考えるものではありません。治るか治らないか、丁か半かではなく、いまの状態より一歩前に出る、一歩でなければ半歩でも前に出ることだと考えることが必要です。

山の頂上を仰ぎ見て、「まだ治らない、治らない」といっていたのでは、出るのは嘆息ばかり。それでは免疫力も下がってしまいます。目の前の地面を見て一歩一歩進んでいくしかないのです。

フランスの画家コローは霞んだ風景を描くとき、いったん描いた絵の上に、ごくごく薄く溶いた白の絵の具、白が白と見えない水のように薄い絵の具を何回も何十回も気長に塗り重ね、霞んだ大気の効果を出したといわれています。私たちの人生や癒しの道もそれといっしょで、同じ色の淡い絵の具を何度も何度も塗り重ねていくような営みなのです。

⑮最後に、イメージ療法で知られる畏友O・カール・サイモントン（O. Carl Simonton）博士の言葉を引いておきます。

がんという病気を克服するには、絶対生き抜いてみせるぞ、という強い信念が必要だ。しかし、その気持ちだけでは執着になってしまい、むしろ逆効果だ。限りあるいのち、いつでも死ねるぞ、という気持ちも傍らに置いておきたい。

連戦連勝を願っていると、わずか一敗をしただけでも気持ちが折れてしまいがちです。だから、一方では「絶対生き抜いてみせるぞ」という信念をもちながらも、「限りあるいのち、いつでも死ねるぞ」という気持ちも必要なのです。それが土俵際の粘り腰にも通じます。

「いい病院」の選び方

こう見てくると、「病院選び」「医者選び」がとても大切なことがわかります。

「三時間待ちの三分間診療」とか、「モニターに映る画像やパソコン上のデータを見るだけで触診すらしてくれない」といった患者さんたちの不満の声をしばしば耳にしますが、がんのような病気のばあいはとりわけ、そうした機械的な診察・治療では不十分なのです。やはり、患者さん自身が信頼を置ける病院、そして気持ちの交流ができる医師に治療を託す必要があります。そのほうが治療効果も上がることはいうまでもありません。

とはいえ、がんという病気は患者さんにとっては初めての経験であることが多いし、一般の患者さんはそれほど多くの病院や医師を知っているわけではありません。いい病院選び、いい医者選びといわれても、とまどってしまうことでしょう。

そこで今度は、病院選び、医者選びに限定して、そのポイントをあげておきます。

先ほど、「場のエネルギーが高い病院を選ぶこと」といいましたが、もう少し具体的にいうと、入院した病室になんとはなしに居心地のよさを感じる、あるいは医師や看護師との触れ合いにホッと息をつくことができる、そしてご家族や友人たちの励ましに感謝の気持ちを抱く……そんな思いが湧いてくる病院を選ぶことが肝心です。なぜなら、がん治療にかぎらず医療というものは、患者さんを中心にして家族や友人、医師、看護師、鍼灸師、薬剤師、心理療法士、栄養士、検査技師……みんなが力を合わせて「場」のエネルギーを高めていく営みだからです。患者さんもふくめた関係者全員の協力で「場」のエネルギーが高まったとき、患者さんは病気を克服し、すべての当事者も癒されるのです。

がんの治療にあたっては、そうした病院を探すことが大事です。

そんな「いい場」をつくりたいという思いを込めて、最近、私が開設したのが川越の現在の新しい病院です。病室はすべて個室で（九十九床）、以前の病院とくらべるとずいぶんきれいになりました。

私は雑誌などで対談した相手の人から、「自分ががんになったら、治療はしてもらわなくてもいいから帯津先生のところで死にたい」といわれることがよくあります。でも前の病院では、こちらが恐縮してしまうようなところがありました。別に貧弱な病院だったわけではありませんが、正直いって、「どうぞ、どうぞ」とはなかなかいえませんでした。しかし、いまの新しい病院であれば、少なくともハードの面ではみなさんに満足してもらえるだろうと自負しています。

あとの問題はソフト面をさらに充実させていくことです。

私は朝礼などの機会を捉えて「いい病院とはどんな病院か」という、ソフト面を重視した話をすることがありますので、何点か、「いい病院」の条件をあげておきましょう。

①いちばん大事なことは、病院の「場」のエネルギーが高いことです。患者さんを温かく包み込み、ホッとさせ、そしてなにかとても大きなパワーを感じさせるような病院。そのためには、玄関ロビーを入っただけで患者さんたちに心地よさを与えられなくてはいけません。

②受付の職員はつねに笑顔を絶やさず、機敏な対応をする。

③外来を担当している看護師が入れ代わり立ち代わり待合ロビーに出てきて、患者さんに声をかけたり、ご家族の人たちと気軽に話し合ったりする空気も欠かせません。

④また、職員のあいだでは私語がない。

⑤医師が肩で風を切って歩くような光景は絶対にご法度（はっと）です。

私は病院のなかでも白衣を着ません。というのは、患者さんに「権威」を感じさせたくないからです。医師はエリートとしてではなく〝仲間〟として患者さんに接すべきだと考えていますから、いつも普段着でいるのです。

私はまた触診を心がけています。患者さんとのコミュニケーションが大切だからです。いまの医療現場ではモニターの画像を見て診察するケースが多いようですが、私はあえて患者さんの首筋やお腹（なか）に触ることにしています。じつをいえば、触診をしてもそれほど多くの情報が得られるわけではないのですが、私が身体の一部に触れることによって、患者さんはどこか安心するという効果があるのです。「この先生にならすべてを任せられる」という思いが生まれれば、患者さんは気持ちのうえで医師と交流できるようになります。

⑥病棟では医師も看護師もフットワークがよく、ナースコールにたいする応答も機敏でなければならない。

去年の暮れから今年の正月にかけて、どうしても診なければいけない患者さんが何人もいましたので、暮れも押し詰まったころ、私は「十二月三十日も一月三日も診察するよ」といいました。すると、堀口看護主任はイヤな顔ひとつしないで「わかってますよ」といってくれました。私が病院に出てきて診察するとなれば、彼女たちだっておちおち休んではいられないのに、ふたつ返事で引き受けてくれたわけですから、こんなにうれしいことはありませんでした。そうした志の高いスタッフが増えてくれれば、病院の「場」のエネルギーは絶対に上がっていきます。

私はなにも自分の病院がいいといいたいのではありません。患者さんたちも、以上のようなところに着目して病院を見ていけば「病院選び」で大きく外れることはないと思うのです。

患者さん同士の支え合いの場もポイントになる

私の病院には「患者の会」という、患者間の親睦と情報交換を目的としたサークルのようなものがあります。だれいうともなく、それこそ自然発生的にできた組織です。会員資格は「患者さん、およびそのご家族、友人」となっています。

この会には、がんを乗り切っただけでなく、再発してもそれを乗り越え、文字どおり幾多(いくた)の困難に打ち克ってきた〝歴戦の勇士〟たちがそろっていますから、精神力が鍛え上げられています。毎週金曜日にはみんなそろって気功に励み、日々精進（しょうじん）をつづけています。そういう心強い人たちの集まりですから、新しい患者さんたちも自分の抱えるいろいろな悩みを「患者の会」のベテランに打ち明けたり、相談に乗ってもらったりしているようです。ある意味では、患者さんたちにとって、がんの先達（せんだつ）である「患者の会」のメンバーのほうが、私や医師、看護師より頼りになる〝人生の先輩〟なのかもしれません。

ちなみに入会費は千円。年会費（入会した年は無料）も千円で、週に一回、「患者さん交流会」を開催したり、年に四回、「川越からのおたより」と題した機関紙を発行する活動をつづけています。

季節ごとの催しもあります。三月は雛飾りづくり、五月は鯉のぼりづくり、六月は菖蒲の鑑賞会、七月は古代蓮の観賞会や七夕飾りづくり、十一月は菊人形の観賞会、十二月はクリスマス・ツリーづくり……と、かなり盛りだくさんです。

私の病院には「帯津三敬病院の歌」まであります。「この街で」（作詞／後藤利一、村上清子、作曲／村上雅人、村上清子）という歌です。一番だけ、ご紹介しておきましょう。

この街の朝は明るい　悠久の時を感じて
ただひたすらはげみます　太極拳に

あなたに会えてよかった（以下リフレイン）
あなたと話せたことも
今日一日
今この時
心燃やして

この歌ができるきっかけをつくったのは後藤利一さんという患者さんです。肺がんの摘出手術を受けたものの、大腸や肝臓に転移が見られました。それでも非常に前向きな人で、明るい雰囲気をもっていました。

その後藤さんが入院しているとき、乳がんで入院してきたのが村上清子さんという患者さんです。障害施設ではたらいていた人だけに、歌は玄人（くろうと）はだし。入院に際してもギターを抱えていました。それを見て、後藤さんは自分の心境をつづった歌詞を村上さんに渡し、「帯津三敬病院の歌をつくりましょう」ともちかけたのです。それがキッカケでできたのが「この街で」という歌です。村上さんがこの歌をカセット・テープに吹き込むと、それが一気に入院患者さんのあいだに広まりました。ダビングしてあちこちに配る人も出てきて、「帯津三敬病院の歌」が生まれたというしだいです。

後藤さんは残念ながら亡くなられましたが、村上さんはいまもお元気で、ご自身と同じようにがんで悩んだり苦しんだりしている人の手助けをしようと、全国をまわっているといっていました。

患者さんというのはやはりいろんな悩みや心の葛藤を抱えています。ひとりっきりでいると、どうしても不安感にさいなまれます。ついつい気持ちが落ち込んでしまうこともあるでしょう。そんなとき、「患者の会」のようなかたちで、身近なところに同じような悩みを抱えた人がいるというのはどこか心強いものです。

この「患者の会」には忘年会もあります。しかも会場というのが、私の病院の元患者さんで、現在は職員として病院の仕事を手伝ってくれている大野聰克さんという人のご自宅なのです。大野さんはもともと工場を経営されていましたから、ご自宅が広いのです。そこに患者さんたちが三十人ぐらい集まって忘年会をするわけです。私が顔を出すと、「先生からエネルギーをもらうんだ」といって女性の患者さんが抱きついてくることもあります。そういう「場」はエネルギーも高いものなのです。

大野さんはふだんも「患者の会」の人たちを泊めています。朝早くから気功の練功があるときなどは、その前の晩に十人ぐらいの患者さんが泊まるそうです。「そんなときは実費ぐらいはもらっているんでしょう?」と聞いたら、タダだといっていました。人を泊めて食事を出し、夜はみんなで呑む。ホスピタリティーの高い人でもなかなかそんなことはできるものではありません。こうした大野さんのような人がひとりいるかいないかで、病院のポテンシャリティはまったくちがってくるものです。

別に私の病院の「患者の会」のような集まりでなくてもかまいません。なにかそうした〝触れ合いの場〟があるような病院を探してみるのも「病院選び」のポイントのひとつとなるように思います。

「いい医者」の選び方

多くの患者さんはそれほど大勢の医師を知っているわけではありません。「いい医者選び」といわれても、どうしたらいい先生に出会えるのかと、当惑してしまう人がほとんどでしょう。そこで、私が考える「いい医師の条件」を箇条書きにしてあげておきます。以下の条件を満たしているようなお医者さんを選べば、医者選びに失敗することはまずありません。

①病状説明が簡潔で要領をえている。
②説明する言葉のはしばしに患者さんにたいする思いやりや配慮が感じられる。
③患者さんから質問を受けても不機嫌にならない。

④患者さんの希望を奪い取るような言辞を吐かない。
⑤けっして患者さんを見捨てない。どこまでも伴走してくれそうだ、という信頼感がある。
⑥西洋医学に関して高いレベルを維持している。
⑦代替療法やホリスティック医学にたいしても理解力があり、造詣も深い。
⑧代替療法をおこなっている患者さんに温かいまなざしを注いでいる。
⑨けっして諦めず、患者さんを一歩でも半歩でも前進させようとする。
⑩いい人相をしている。

なによりもまず、患者さんの病気がどういう状態であるか、それにたいしてどんな治療法があるのか、そしてそれをどう使っていくのか、するとどういう効果が見込めるか……といったことを的確に、またわかりやすく説明してくれる先生が「いい医者だ」ということです(①&②)。

私のばあい、新しい患者さんにたいしては「戦略会議」を開いています。

どんなふうにやるかというと——私は、患者さんがどこの生まれで、現在どこに住んでいて、どのような職業に就いているのか、あるいはどんな仕事をしてきた人なのか、まずそういう話から入ります。治療に当たっては、その人の人生のバックグラウンドを把握しておくことが大切ですから、そういう質問をするのです。もし患者さんが「羽生市（埼玉県）の生まれです」といったら「いまもお住まいですか？」と聞いて、たとえば羽生にゆかりのある作家・田山花袋の話をします。『蒲団』という有名な自然主義小説を書いた作家です。あるいは、患者さんが食道がんだとすると、私自身、東大病院や都立駒込病院に勤務していたとき食道がんの手術をした経験がたくさんありますので、その人のライフスタイルを聞きたくなってしまいます。「強いお酒を呑んでいましたか？」とか、「たばこは一日に何本ぐらいですか？」と。質問したあとは患者さんが語るに任せます。時間はたちまちすぎてしまいます。患者さんからすれば、「この先生はなかなか病気の話に入らないな」と思うようです。

しかし私としては時間をむだに使っているわけではありません。その患者さんがどんな人生を送ってきたかということは、根っこのところでその人の病気とも深くつながっているからです。そんなふうに家族関係や病気の背景を聞いてから、おもむろに「あなたの病状はこうこうです。どうしましょう？」という本題に入ります。

そのとき重視するのは〈こころ〉の問題です。がんという難局に直面して、これからどういう気持ちで生きていくかということは治療にさいしていちばん大切なポイントになってきます。これは千差万別、個々人でちがいがありますが、まずその点についてじっくり話し合ってから、「あなたのばあい、こういう治療法がありますが、いかがですか？」といって具体的に話を詰めていきます。

戦争でいうなら患者さんが戦う本人ですから、戦略会議では患者さんの気持ちを最優先します。たとえ私が「これをやったほうがいいのにな」と思う治療法があったとしても、患者さんが「それはあまりやりたくないんです」といったら、その意思は最大限尊重します。そんなふうに一つひとつの治療法を吟味しながら患者さんに合わせて戦略を立てていきます。がんの治療においては、西洋医学だけではなく、数え切れないくらいの代替療法がありますから、けっしてマニュアル化することはできません。その患者さんに応じてきわめて個性的に戦略を立てていくのです。

これが私の「戦略会議」の概要です。

そうした説明をおこなっても、患者さんにすれば「この先、自分はどうなるのだろう?」という不安や疑問はどうしても残ります。医者というのはそんな質問にも気持ちよく答えられるようでなくてはなりません。何か質問すると、「素人は黙っておけ」といわんばかりにイヤな顔をする医師は絶対に避けるべきです(③)。

④にあげた「希望を奪い取るような言辞を吐かない」というのは、オブラートに包み込んだような言い方をして患者さんを安心させるという意味ではありません。がんには進行ぐあいによって「早期がん」「進行がん」「末期がん」の三つのステージ(病期)があります。た

とえ、がんがかなり進んでいて「西洋医学ではちょっと手の打ちようがない」といわれるようなばあいでも、漢方やホメオパシーなどの代替療法で対処する手立ては残されているのです。そうした手段・方策があることを示してくれる先生が「いい医者」ということになります。

そうした代替療法を提示するとき、「これはけっして特効薬でありませんから、あまり過大評価してはいけません。でも、なにか一歩前に出してくれる可能性はもっているわけですから、その可能性を求めてやっていきましょう」といえるような先生。そうした信頼感を与えてくれる医師を選ぶべきです（⑤）。

その関連で、⑥と⑦の「西洋医学に関して高いレベルを維持しつつ、代替療法やホリスティック医学についても造詣が深い」という条件が出てきます。

医学がいくら進歩したといっても、がんという病気は西洋医学だけで治すことはむずかしいという一面をもっています。末期になると、西洋医学ではもう手の打ちようがなくなってしまうこともあります。そこでさまざまな代替療法を併用する必要が出てくるわけです。その意味でも、西洋医学についても代替療法に関しても精通している先生のほうが望ましいのです。

ところが、この条件を満たす先生を見つけるのはなかなかむずかしいのです。それが現実なのです。

大病院の医師たちには代替療法を毛嫌いする人が少なくないのです。患者さんが「漢方薬を使ってみたい」というと怒り出す人さえいるという話はよく耳にします。

一方、代替療法を盲信して、「抗がん剤治療を受けてはいけない。放射線など効くわけがない」といって西洋医学を全否定する人もたまにいます。『免疫革命』（講談社インターナショナル）で有名な安保徹（あぼとおる）さん（新潟大学教授）も、「西洋医学の三本柱、とりわけ放射線と抗がん剤は免疫システムを抑制することになるから使ってはいけない。たとえ一時的にがんが小さくなったとしても、再発したとき免疫力が弱まっていたら、がんと戦うことができなくなってしまうからだ」という趣旨の発言をしていますが、それはちょっと言い過ぎではないかというのが私の意見です。もっとも、安保さんは研究者で、私は臨床家ですから、そうした意見のちがいが出てくるのかもしれませんが……。

ともあれ、西洋医学と代替療法の〝二刀流〟を使いこなせる人、つまりホリスティック医学に通じた人こそ「いい医者」だと、私は信じています。

⑩の「いい人相」というのはもちろん、美男子という意味ではありません。なんとか病を克服しようとしている患者さんに温かいまなざしを注ぎ（⑧）、毎日毎日、一歩でも半歩でもいいから前進しようとしている患者さんを支えている（⑨）医師は、おのずからいい表情

をしているという意味です。

患者さんがここにあげたポイントを参考にしながら「いい先生」にめぐり会えることを願ってやみません。

医療者は患者さんに〈かなしみ〉を与えないこと

私は先ごろ、日経BP社の医者向けの雑誌（「日経メディカル」）の記者から「ドクターにひと言」というテーマでインタビューされたとき、こう答えました。「大事なことは、医療者は患者さんに〈かなしみ〉を与えないこと。これだけを守ってくれればいい」と。雑誌が出ると、私の言葉が大きな活字でタイトルに使われていました。

がんであれ、その他の病気であれ、「患者さんに〈かなしみ〉を与えないこと」というのがいちばんのポイントなのです。「治りたい」という患者さんの思いを突き放すような言い方、あるいは希望を粉々にするような態度はもってのほかです。

患者さんというのは、たったひとり、山道で迷ってしまった登山者に似ています。あちこちさまよい歩いたせいで疲労はピークに達している。あたりはしだいに暗くなってくる。気温もだんだん下がってきて、寒い。もう心細いかぎりです。そのとき、遠くのほうに一条の光が射しているのが見えたらどうでしょう?「あ、助かった！」と喜びがこみ上げてくるはずです。

がんの患者さんたちは、つねにそうした一条の光を探し求めています。しかも、もう治療法が無いということはないのですから、医療者たるもの、患者さんに〈かなしみ〉を与えるような言動は絶対に慎むべきです。

先ほどいったように、「この薬が最後だ」とか「もう打つ手がない」といっても、それは西洋医学においては「最後」であり、「打つ手がない」という意味にすぎません。西洋医学以外の代替療法を探していけば「打つ手」はほかにもいくらでもあるのです。その患者さんに合った治療法は、かならず、ひとつや二つあるものなのです。道に迷った登山者に当てはめていえば、それが遠くのほうに見つけた一条の光、あるいはチラチラする光に当たるわけですから、医療者はそうした光明を見出す手助けを心がけなければいけません。それが「医療者は患者さんに〈かなしみ〉を与えてはいけない」という私の言葉の真意です。

これを裏返していえば——患者さんのほうも絶対に希望を失ってはいけません。代替療法というのは星の数ほどあるわけですから、そのなかには自分に合った治療法がひとつや二つかならずあると信じて、いろいろ試してみるべきです。そしてぴったり合った治療法が見つかったら、「あ、助かった!」と思うにちがいありません。そうなればしめたものです。〈いのち〉のエネルギーが高まり、それにともなって自然治癒力もアップしていきます。

私は最近、「希望学」という新しい学問ジャンルを開拓している人たちがいることを知りました。東大の玄田有史教授のグループです。社会に希望が生まれる条件を探ることをテーマに据えた労働経済学の一分野のようですが、彼らは「幸福」と「希望」は似ているようでちがう、と指摘しています（「日本経済新聞」二〇一一年一月七日付、玄田有史『「希望」という物語自ら紡げ』）。なぜなら、自分はいま幸福だと思っている人は「このままの状態がつづいてほしい」と現状維持や継続を求めるのにたいし、希望は「現在よりも将来はもっとよくなってほしい」と変化を願うときにあらわれるからです。患者さんたちも「今日よりもいい明日を」「明日は少しでもよくなってほしい」という願う点で、まさに希望に導かれる存在だといえます。

医師と相性が悪いばあいは遠慮なくセカンドオピニオンを求める

では、どうしても担当の先生と意思の疎通ができないときはどうすればいいか？

患者さんが質問すると、「素人は黙っていろ」とばかりに不機嫌になる医師。西洋医学による治療だけでなく代替療法もやりたいというと、「だったら、ほかの病院へ行ってほしい」と怒り出す医者。そこまでいかなくても、受け持ちの先生とどうしてもしっくりいかないばあい、どうすればいいのか……。

そんなときは思い切って先生を換えてもらったり、病院を換えてみたりする決断が必要です。

昔ふうの日本人の意識が抜けないからでしょうか、いったんひとつの病院へ通いはじめると、「換えるのは悪いんじゃないか」とか、「セカンドオピニオンを求めるのは担当の先生を裏切るようで……」と感じる患者さんが少なくないようです。しかし、患者さんにとっていちばん大事なのは自分の病気、自分の身体です。どうもこの病院は性（しょう）に合わない、あの先生とはしっくりいかない、あるいは怖い、などと感じたら、遠慮なく病院を換え、先生を換えることです。エネルギーの低い医療現場に浸っていると、本来であれば治るものも治らなくなってしまいます。

セカンドオピニオンに関しても、最近は首都圏の病院ではさほど嫌がらなくなりましたので、診断に疑問を感じたときは積極的にセカンドオピニオンを求めることをおすすめします。医師や病院に気兼ねする必要など少しもありません（念のために記しておけば、地方の病院ではまだそのレベルに達していないケースが多く見られます）。

私のところにも大きな病院の紹介状をもってセカンドオピニオンを求めてやってくる患者さんがかなりいます。といっても、私の病院へやってくる患者さんのばあい、「セカンドオピニオンを求めて」というのは表向きの話で、実情はちょっとちがいます。受け持ちの先生には「帯津先生にもセカンドオピニオンをお願いしたいので……」といって紹介状を書いてもらいながら、半数以上の患者さんは私のところへやってくると、「じつは代替療法をやってみたいんです」と切り出してくるからです。西洋医学の先生に向かって正直に「代替療法もやりたいので……」とは切り出しにくい空気がまだまだあるのでしょう。

そこで、私あての手紙に「帯津先生にセカンドオピニオンを求めていますので、よろしくお願いします」と書いてあったばあい、私のほうもつぎのような返事を書くことにしています。「先生の方針に私も賛成です。ただし、当該の患者さんは漢方薬やホメオパシーの治療も希望されていましたので、一応処方しておきました」と。すると、向こうの先生もピンとくるものがあるのでしょう、患者さんたちがこれまでどおり西洋医学の治療を受けながら、私のところへ漢方薬やホメオパシーを取りにくるのを黙認しているようです。

もちろん、「どうもこの先生とは相性が悪い」とか、「この人には見てもらいたくない」と思ったら、きっぱり「別の先生の意見も聞いてみたい」と意思表示することも必要です。それによって担当医は機嫌を悪くするかもしれませんが、患者さんにすれば、もうその先生に見てもらうつもりはないわけですから、遠慮なく紹介状を書いてもらうことです。そして堂々とレントゲンやCT、血液検査などのデータをもらうこと。そうすれば、別の病院へ移ったとき新たに検査する手間も費用も省けます。自分の生命がかかっていることですから、だれに遠慮することなく行動することをおすすめします。

しかも、つぎに出会った先生が持参したデータから判断して前の先生とちがうことをいってくれたり、コミュニケーションのとれる人であったりすれば、新たな気持ちで治療に専念することもできるはずです。

第二章

ホリスティック医学とは

帯津三敬病院

「はじめに」で述べたように、私は都立駒込病院で毎日、意気軒昂として仕事に励んでいました。ところが、やがて少しずつ西洋医学の限界のようなものを感じるようになりました。術前の診断はより的確になり、手術の手際のよさは昔とは雲泥の差、術後の管理も見違えるようになったにもかかわらず、再発して戻ってくる人がいっこうに減らなかったからです。

世界的に権威のある「アナルズ・オブ・サージュリー（Annals of Surgery）」（「外科年報」）を見て確かめてみたら、五十年間ほとんど成績が上がっていないことがわかりました。五十年たっても五年生存率がほとんど変わっていなかったのです。

なぜだろう、これはおかしいぞ、と思いました。いくらなんでも五十年間という時間差があるのだから、「治し」の技術それ自体は進歩しているはずです。それにもかかわらずほとんど治療成績が上がっていないのは、西洋医学にもとづく「治し」には何かが欠けているからではないかと考えました。生命あるいは人体には西洋医学の進歩が届かないところがあるにちがいないと思いました。その限界はどこにあるのか？

たどり着いた結論はこうでした。

部分を見ることにかけては、西洋医学ほど長けた医学はないのに、その部分と部分とのあいだにある目に見えないつながりのようなものを見落としているのではないだろうか、と。したがって西洋医学に、つながりを見ることにすぐれた医学を組み合わせれば、もう少しがんの治療成績も向上するのではないだろうかと思ったのです。

では、つながりを見ることに長けた医学とは何かと考えて、中国医学に思い当たりました。なぜなら中国医学を支える思想は陰陽(いんよう)五行(ごぎょう)学説です。万物は「陰」と「陽」という二つの気によって生じ、それらの消長によって自然現象や現代でいうバイオリズムなどを説明するわけですから、「これこそ、つながりを見る哲学ではないか！　そうだ、中国医学を併せてみよう！」ということで、中国医学にたどり着いたのです。

西洋医学を「点の医学」とすれば、中国医学は「線の医学」である。このふたつの医学を併せたらプラスの効果が得られるのではないか。がんの治療成績も少しは上がるのではないか——と考えたわけです。

中国医学を視察するために訪中したのが一九八〇年の九月。そして、「中西医結合」を旗印に掲げた帯津三敬病院の設立が、中国医学視察から二年後の一九八二年の十一月でした。

中国医学といえば、漢方薬、鍼灸、食養生、気功の四本柱です。

漢方薬については、東大の医局の後輩で、外科医でありながら漢方薬についての造詣も深い小原恵(おばらめぐみ)さんがパートタイマーの医師として協力してくれました。そして、とくにがんにたいする漢方薬治療については、新設なったばかりの北京の中日友好病院の李岩（りがん）副院長が何回も来日して、その基礎を築いてくれました。私にとってはまったく新しい世界でしたから、毎晩の講義にも倦（う）むことなく、わくわくしながら聞き入ったものでした。

鍼灸に関しては、八光流柔術仲間の鍼灸師である小林健二さんが開院と同時に参加。ついでその友人である小泉稔さんも加わり、みごとなスクラムを組んでくれたものです。

食養生の面では、先ほどの李岩さんが来日するたびに漢方薬の指導と併せて中国の病院食、とりわけ薬粥について懇切丁寧に指導してくれました。この講義には栄養士だけでなく看護師たちも熱心に耳を傾けていました。

そして、気功です。これにはことのほか思い入れがありました。

その経緯（いきさつ）を申し上げますと、気功との生まれて初めての出会いは北京市肺癌研究所附属病院の中庭でした。この病院の辛育令（しんいくれい）所長は肺がんの手術の世界的権威でありながら中国医学にも通じ、手術は原則として鍼麻酔でおこなっていました。

私が手術室へ入って行くと、辛育令先生をふくめ、三人がかりで肺がんの手術している真っ最中でした。もう胸が開いていましたが、私を見ると三人がパッと手を止めて会釈します。本来、三人が三人とも術野（じゅつや）（手術している箇所）から目を離すのはよくないのですが、こちらを向いて歓迎の意を表してくれたのです。それよりも驚いたのは、手術を受けている患者さんまでが私に向かってにっこり会釈したことです。これにはほんとうにビックリ。度肝を抜かれました。すでに胸が開いていてガーゼに血がにじんでいるのですから、とても信じられない光景でした。

　そうした鍼麻酔の効果を確実にするため、辛育令先生は術前に三週間、患者さんに気功を練習させることをルーチンにしていました。

　病院の中庭に出て、その練功風景を目にしたとたん、私は「中国医学のエースは気功だ！」と直観しました。その理由は、空手から八光流柔術、そして調和道丹田呼吸法へという私の遍歴の然らしめるところということでしょうか。

　以上のような布陣で出発した帯津三敬病院でしたが、まだまだ機は熟していませんでした。「気功」という名称すら知らない人がほとんどでした。風邪には葛根湯、更年期障害には加味逍遥散はわかるけれど、「漢方薬でがん治療は無理でしょう」というのが大方の見方でした。

　なによりも、当時はまだ、「あなたはがんですよ」という病名告知がまったくなされていませんでした。信じられないとお思いでしょうが、食道がんという病名はいっさい口にせず「手術です」というと、みなさんが「ハイ」といって入院してきました。しかも食道がんの手術というのは、当時はまだ大手術でしたが、それでも唯々諾々と手術を受け、術後の苦しさをものともせず、わが身の不幸を嘆こうともしないのですから、奇妙な時代でした。

少なくとも表向きは病名を知らないわけですから、患者さんも漢方薬を服したり、気功を身につけたりして、がんの再発を防ごうという気にならないのは当然です。病院の敷地内に気功の道場を建てると、「なんで病院にこんなものがあるの？」と不思議がられるだけでなく、患者さんを気功に誘っても逃げられてしまいました。一度だけは付き合ってくれた患者さんも、つぎに誘いに行くと病室からサッと姿を消してしまいます。自慢の気功道場に閑古鳥が鳴いていた時代は、私の考えは間違っているのだろうかと深刻に悩んだものでした。

時代は動く！

それでも、たしかに時代は動きます。

まず病名告知が少しずつ進みはじめました。自分ががんに罹患していると知れば、だれだっておもしろくはありません。先行きの不安にさいなまれます。

でも、人間というものは思いの外、強いものなのです。すぐに立ち直って、この難局をなんとかして脱しようと考えます。まずは病院の治療に身を委ねます。しかし治りにくい病、死にいたる病であることはつねに脳裏にありますから、自分でもなにか手がけなければ……という気持ちになってきます。それがまあ、人情というものでしょう。漢方薬もよさそうだし、食事療法もよさそうだ。よくは知らないが気功という方法もあるそうだ、と聞き知った患者さんたちが全国津々浦々から、少しずつではありましたが、私の病院のある川越をめざしてやってくるようになりました。

開院して五、六年。一九八〇年代も終わりに近くなったころのことでした。

一方、まさにそれと軌を一にしてというべきか、東京医科大学の内科の若手の医師たちが中心になって、学内に「ホリスティック医学研究会」を発足させました。日本の医療に問題意識を抱いた若い医師たちが、アンドルー・ワイル（Andrew Weil）博士（現・アリゾナ大学医学校統合医学部長）の著書『人はなぜ治るのか』（日本教文社）に啓発されて起こした研究会だといわれています。

いまでも親しくしている若き日の降矢英成（ふるやえいせい）医師と山本忍（やまもとしのぶ）医師が訪ねてきて、私に研究会での講演を依頼してきたのが縁で、ホリスティック研究会との付き合いがはじまりました。それが一九八七年の「日本ホリスティック医学協会」の設立につながったというしだいです。

ちょうどそのころのことでした。帯津三敬病院のことも少しは知られるようになったのでしょう、ある日、さる月刊誌から取材がありました。リポーターはなんと、『ぼくが医者をやめた理由』（角川文庫）という本を書いたあの永井明さんでした。医師をやめて間もなくのことだったように記憶しています。

私もあんなふうに、ある朝突然に医者をやめてみたいなと思っていましたが、お会いするのは初めてでした。想像していたとおりの人でした。サマセット・モームではありませんが、酒の良し悪しのわかる人だということがひと目でわかりました。

しばらくして掲載誌が送られてきて驚きました。題して「孤独なる荒野のガンマン」とあったのです。さすがは永井明さん、たった一日の取材で私の孤軍奮闘ぶりをきちっと捉えていたのです。映画「荒野の用心棒」に出てくる凄腕（すごうで）のガンマンといえば、クリント・イーストウッド。西部劇ファンの私にとっては、けっして悪くない命名でした。

その永井明さんの訃報に接したのはいつのことだったか。「ああ、一度盃を酌（く）み交（か）わしたかったな」というのが偽らざる感慨です。

ホリスティック医学へ向かう世界の潮流

一九八七年に「日本ホリスティック医学協会」がスタートしたのと軌を一にするかのように、世界における医学の流れも変わってきました。

まず一九九〇年代の初頭、欧米で代替療法が台頭してきました。

西洋医学が多くの病を克服して人類の幸福のために貢献してきたことは事実ですが、それはあくまでも身体に起因する病を克服したのであって、西洋医学が苦手とする〈こころ〉や

〈いのち〉にかかわる病は、あいかわらず難治性の病として積み残されたままだったからです。西洋医学のそうしたもたつきを見てとった人びとが、そこに活路を見出そうとしたのが代替療法でした（第五章で詳述するように、この代替療法には食事療法やイメージ療法、ホメオパシーやサプリメントなど、いろいろな種類があります）。

以下、私の体験に沿ってお話しすれば――そのころ、私の耳にも、「イギリスでは、祈りと手かざしによるスピリチュアル・ヒーリングが健康保険の対象になっている」という話が入ってきました。そこで、自分の目で確かめようと、ロンドンを訪れたのは一九九六年の二月のことでした。

最初の日は、ロイヤル・ランカスター・ホテルの喫茶室で、ふたりのヒーラーと、催眠療法を得意とする小児科の女医さんと懇談しましたが、その場では補完療法（Complementary Medicine）という言葉がさかんに飛び交っていました。私がつい「代替療法（Alternative Medicine）」という言葉を口にすると、「イギリスでは『オルタナティブ』とはいいません。『コンプリメンタリー』です」と、何回もたしなめられたものです。補完療法も代替療法も同じものなのですが、イギリスでは「オルタナティブ」（取って代わる）という挑戦的な意味合いを嫌って、あくまでも（西洋医学を）補完するという意味で「コンプリメンタリー」（補う）という言葉が用いられていたのです。

しかし、当時はまだ統合医学（Integrative Medicine）という言葉はほとんど聞かれませんでした。

ところが、二〇〇一年にスコットランドのグラスゴーにあるグラスゴー・ホメオパシー病院（Glasgow Homeopathic Hospital）を訪れたときはすでに「統合医学」という言葉がしきりに使われていました。代替療法がある程度の地歩を固め、それなりの実績を上げると、西洋医学と併用されて「統合医学」となるのは当然の帰結なのです。

私がロンドンへ行き、その後グラスゴーを訪ねた、そのわずか五年のあいだにイギリスでは補完療法（代替療法）が一定の成果を上げ、統合医学へ向かって一歩踏み出していたのです。しかしながら、それはまさに緒（しょ）に就いたというだけで、その内実はまだまだ不十分でした。

それというのも、統合する（integrate）というのは単なる足し算ではなく、積分することだからです。数学でいう〝∫〟です。平たくいえば、西洋医学と代替療法の双方をいったんバラバラに解体し、それを集め直してまったく新しい体系のもとに「治し」と「癒し」の統合医学をつくることですから、並大抵のことではありません。成就するには相当の日時を要します。

もう少し具体的にいうと、統合医学は、西洋医学だけでなくさまざまな代替療法を組み合わせていきますが、そのとき、ただ機械的に寄せ集めるだけでなく、患者さんの症状や体質を考慮に入れて一人ひとりに適した療法の組み合わせや施療時期を決めていくわけです。だから、簡単に新しい体系をつくるわけにはいかないのです。

さて、私が日本ホリスティック医学協会の二代目の会長に就いたのは一九九七年ですから、統合医学が注目されるようになったのとほぼ同時期でした。

初代会長の藤波譲二（ふじなみじょうじ）先生（東京医科大学名誉教授）が十年を区切りに勇退されたあと、私にお鉢がまわってきたのです。山本忍先生から電話で会長就任の要請があったとき、私はためらうことなく、ふたつ返事で引き受けました。というのも、そのとき私はアメリカから帰国したばかりで、ホリスティック医学に燃えていたからです。

当時、サンフランシスコ州立大学に併設されている「ホリスティック医学研究所」が「一〇〇日間であらゆる代替療法を学ぶ」という趣旨の医療者向けプログラムを提供していました。それがとみに活況を呈しているという話を耳にしたので仲間と語らってアメリカまで出かけ、帰ってきたところだったのです。日程冒頭の美人のマリー・ベス・ラブ教授の歓迎のあいさつはこんなふうでした。

「……私たちはみなさんに、私たちの提供する代替療法のすべてを身につけてほしいと願っているわけではありません。このプログラムを体験するなかで、ホリスティックな世界観を身につけてくだされば、それでいいと考えています」

ホリスティックな世界観とは……さすがアメリカだ！　と感じました。その興奮いまだ醒めやらず、といった状態で帰国したところに会長就任の要請があったため、ついつい引き受けてしまったというわけです。

では、同じく治しと癒しを統合する統合医学とホリスティック医学はどこがちがうのでしょうか。

ひと言でいえば、統合医学が病というステージにとどまるのにたいして、ホリスティック医学は〝人間まるごと〟ですから、病というステージだけでなく、生老病死のすべてのステージにかかわります。そこに大きなちがいがあります。しかもホリスティック医学では、人間はわれわれを取り巻く自然や環境とつながっていると考えますから、患者さん個人だけでなく、患者さんが身を置く病院という場や、医療者、ご家族、友人、仲間とのつながりも重視します。そんなホリスティック（全体的）な視点に立たないかぎり、根本的な治しも癒しもむずかしいと考えます。

さらにいえば、「生老病」を生きるということは養生を果たしていくことですから、ホリスティック医学には新しく「養生」という要素も加わってくるし、その人なりの「死生観」を築くことも入ってきます。

そうしたホリスティック医学の〝勘どころ〟については次節以下で触れるとして、私はもう方向は定まった！　と考えています。

日本ホリスティック医学協会が発足して二十四年目を迎えることはすでに述べました。会員数は二千人余。十分な数字とは思いませんが、あくまでも志は高く、孤高を保って着実に歩を進める協会のあり方には私なりに満足しています。

私は、まだ「統合医学」という言葉もない時代に、「中西医結合」を経て「ホリスティック医学」をめざしたわけですが、いま統合医学がわかってみると、西洋医学→中西医結合→統合医学→ホリスティック医学という、私がたどった道筋はけっして間違っていなかったと思っています。

この道はまだ平坦ではないでしょう。ときには朔風（さくふう）も吹き荒れるかもしれません。しかし、事を為すには困難がつきものです。とにかく、方向性は定まったのですから、私は粛々とこのホリスティック医学の道を歩んで行きたいと思っています。嶮（けわ）しくとも進んで行きます。

ホリスティック医学の勘どころ①「場」の生命力を高める

では、ホリスティック医学は具体的にがんの治療にどう対処していくかというと、〈からだ〉には西洋医学ではたらきかけ、〈こころ〉には各種の心理療法がはたらきかけます。そして〈いのち〉にたいしては、さまざまな代替療法を駆使して全的（ホリスティック）に向き合っていくのです。

そうなのです、ホリスティック医学は西洋医学も代替療法も、すべてを包括しているのです。したがって、ホリスティック医学と西洋医学はけっして対立概念ではありません。ホリスティック医学のなかに、西洋医学ほかのすべての居場所があるのです。

ホリスティック医学に理想を抱き、私の病院に入ってきた看護師でも、この点を誤解していることがあります。

最近、私のところへきたまだ五十歳ぐらいの女性は悪性リンパ腫で、上から触ってもわかるくらい腫れていました。それなのに、「代替療法だけでいきたいんです」といいますから、「これは絶対に代替療法だけではいけない。抗がん剤がいちばん得意とするところですから、一度抗がん剤を使ったほうがいいですよ」と説得したときのことです。そばにいた看護師が「エッ」といって一瞬驚いていたのです。「先生、抗がん剤も使うんですか？　ホリスティック医学というのは抗がん剤を使わないものだと思っていました」と。

ホリスティック医学は〝人間まるごと〟を相手にするわけですから、抗がん剤は使わないとか、放射線は照射しないとか、そんなことはありません。効果的であれば、抗がん剤であれ、放射線であれ、いいものはちゃんと使っていきます。

じっさい、身体の治療にたいしては、西洋医学はきわめて優秀です。二十世紀の百年間で西洋医学が成し遂げた業績にはすばらしいものがあります。私は最近『医者と病院は使いよう』（青春出版社）という本を出しましたが、西洋医学もまさに〝使いよう〟なのです。適材適所で使っていけば、かなりの効果を期待できます。

ただし、〈こころ〉とか〈いのち〉というレベルの問題になると、西洋医学は得意ではありません。代替療法のほうがずっと有利に立ちます。そういう意味で「代替療法はエピ・メディスンだよ」とおっしゃっていたのは免疫学者の多田富雄先生です。エピというのは〝上位の〟とか〝上位にある〟の意味のラテン語ですから、より高いところから見る療法ということになります。私はよく代替療法の専門家とまちがえられることが多いのですが、その道の専門家ではありません。私の中心にあるのはホリスティック医学です。その中に西洋医学も代替療法もあるというわけです。

したがって、西洋医学と代替療法のふたつは、お互いに退け合う（しりぞ）のではなく、補完し合うと考えてください。そのふたつを統合していくのが統合医学であり、その先にあるのがホリスティック医学なのです。抗がん剤が効果的なときはそれを使うし、自然治癒力でいくときは自然治癒力に期待していく。ただし、病気というのはドスンと悪くなることもあります。自然治癒力では間に合わない、というケースも起こります。そういうときは抗がん剤のような激しい薬を用いて、一回出端（では）をくじいておいてから、ふたたび自然治癒力に戻ります。

そういうことがきめ細かくできるようになれば、いまの医療はもっともっと良くなるはずです。

そこでいくつか、そうしたホリスティック医学の勘どころを押さえておきたいと思います。大事なポイントはつぎのようなことです。

病を治すのが目的ですから、何度も繰り返しているように、患者さんが身を置く「場」の生命力、そのエネルギーを高めてくれることがいちばん重要です。患者さんの側からいえば、心地よくて自分の自然治癒力を高めてくれるような「場」に身を置くことが大事です。つまり、いい場にいることです。それは、家庭も職場も、つきあう人も含めてのいい場です。その上で、治療を受ける場としての病院があります。

患者さんを温かく包み込み、ホッとさせてくれるような病院は玄関のロビーを入っただけでわかります。そういう病院では、受付の職員も笑顔を絶やさないし、看護師さんたちの対応もきびきびしています。病室も清潔で、なんとはなしに居心地もいい。がんの治療にはそうした「いい場」が必要だというのは、前述したとおりです。

もちろん、ハードだけが問題ではありません。

ある患者さんは、手術後、病床を見舞った私の病院の山田看護師長（池袋にある「帯津三敬塾クリニック」の責任者）についてこう記してくれました。

うつらうつらとしながら早朝、寝入っているとどうでしょう？　早朝5時半ころ、なんと、この病院の元総婦長の山田幸子さんが、出勤まえの大切なひと時を割いて、僕の病室に見舞いに来てくれるのです。【中略】満面に笑みをたたえて、グッと、僕の冷たくなった両手を握りしめて、「だんだん良くなりますよ」と、自らの「気のパワー」を伝えるようにして、回復力を高めてくれたのです。【中略】僕の入院中、とくに手術前後、僕が落ち込む時期には、毎日のように早朝、そして、夜遅く、まるで、わが姉のように来ていただき、両手で熱く握っては必ず、よくなりますよ……と笑顔で包んでくれたのです。まるで、菩薩か如来（にょらい）のように見えました。嬉しくて涙が出ました。

こうした触れ合い、気持ちの交流が「場」のエネルギーを高めるのです。

ホリスティック医学の勘どころ②　自然治癒力を原点に置く

がん治療においては、患部を手術で切除したり、抗がん剤を投与したり、あるいは放射線を照射したり……といった西洋医学の重要性は指摘するまでもありません。しかし、がんにかぎらず、いろいろな病気は過労やストレス過多など、さまざまな原因によって自然治癒力が低下し、そのために発病するケースが多く見られます。

自然治癒力というのは、人間が備えもっている生命力そのものです。われわれの身体は健康な状態を維持するために、つぎのような三つのシステムを備えています。

①身体の機能のバランスや秩序を正常に保つはたらき（恒常性維持）。

②病原菌など、異物が侵入したらそれを排除し、変質した細胞を殺傷して自分の身体を守るはたらき（生体防御）。

③傷がついたり古くなったりした細胞を修復し、新しいものに交換するはたらき（自己再生）。

そうした自然治癒力も、さまざまなストレスをこうむると衰えてしまいます。われわれの身の周りを振り返ってみても——最近はリストラの不安や職場での人間関係のわずらわしさが増しています。家庭にあっては子供の教育問題や住宅ローンにまつわる悩み、老人介護の問題など、まさに難問は山積で、現代人はさまざまなストレスにさらされています。卑近な例をあげれば、帯津三敬病院のある川越市では、私が学生だった昭和三十年代の前半ごろまで殺人事件の話など聞いたことがありませんでした。ところがこの平和な町も、いまは物騒な事件が平気で起こるようになっています。

また、大気汚染や食品汚染といった環境問題もあれば、頻発する国際紛争、あるいは地震や津波、異常気象のような〝天災〟も以前よりよほど多く起こっています。三月十一日の「未曽有」といっても過言ではない東日本大震災では、マグニチュード9の大地震に加えて想像を絶する大津波、そして原子力発電所の大事故まで発生、われわれを取り巻く地球環境の厳しさを見せつけられました。

人びとがそんな過剰なストレスに見舞われているときの医療には、単に医学的な対症療法だけでなく、人間の身体が本来備えもっている自然治癒力や免疫力を高めていくことがますます求められるようになっています。

そこでどうすべきかといえば、患者さん自身も、自然治癒力を高める効果のある気功や呼吸法などを積極的に取り入れて、日々、養生に努めることが必要です。そうしないと治療成績もなかなか上がっていかないと思います。

最初に病院をつくったとき、敷地内に気功の道場を建てたら「なんで病院にこんなものがあるの？」と首をかしげられたり、「気功でがんが治るの？」といわれたりしたことはすでにお話ししました。気功でがんが治るかどうかはともかく、自然治癒力や免疫力は確実に高まります。ですから患者さんも、「気功をやれば病気がよくなる」とか、「がんが治る」と思い、かいではなく、「そうすれば、かならず自然治癒力が高まる」と信じて、それをつづけてほしいと思うのです。

じっさい、気功によって自然治癒力は高まるし、自然治癒力が高まれば、がんもおのずから治る方向へ行くものです。

なぜ気功のような修練で自然治癒力が高まるかというと、体内にウイルスが侵入してきたとき戦ってくれる免疫細胞（とりわけＮＫ細胞）などは、運動によって活発にはたらくようになるからです。運動する習慣のある人はそうでない人にくらべてＮＫ細胞のはたらきが活発であるというデータがあるように、気功や呼吸法の継続は免疫力を高め、自然治癒力を活性化するのです。したがって、ウォーキングやジョギングなどの有酸素運動をつづけることはとても効果的です。ただ、患者さんのばあいは、激しい運動はできません。それほど激しくない動き、身体を整える動作という点で、気功や呼吸法がおすすめなのです（気功や呼吸法のポイントについては第五章参照）。

ホリスティック医学の勘どころ③　**患者みずからが癒しの主役**

がんにかかっているのは患者さん自身ですから、まず患者さんが「治療に取り組もう」「治そう」とする姿勢が大事です。〝お医者さん任せ〟にするのではなく、患者さんみずからが自然治癒力を高めるために気功や呼吸法といった養生を実践したり、自分でできる自己療法（セルフケア）をおこなったりする姿勢が欠かせません。

セルフケアというのは、簡単にいえば、個々の人が自分の〈からだ〉の調子や〈こころ〉の状態に敏感になって、心身ともに良好な状態をキープできるように配慮することです。医師や看護師、心理療法士、栄養士……といった医療者は、患者さんのそうした営みを手助けする存在です。主体的に治療に取り組む患者さんをサポートするのが医療者の役目なのです。

そういったからといって、つねに患者さんが〝主役〟でいなければならない、といいたいわけではありません。私は禅の『臨済録』（岩波文庫）にある《随処（ずいしょ）に主となれば立ちどころみな真なり》（示衆（じしゅう）一七）という言葉が好きで、講演のなかでもしばしば引用してきましたが、「随処に主となる」というのはいつも主役でいるという意味ではありません。主役を張るときは主役らしくふるまい、脇役のときは脇役に徹するという意味です。

医療という現場ではいつもだれかが主役を演じていますが、それはつねに同じ人ではありません。手術をするときは、いうまでもなく執刀医が主役です。病棟では看護師さんたちが主役を演じます。イメージ療法をおこなうときは心理療法士が主役。そしていちばん大事な養生の場では、もちろん患者さん自身が主役になります。

そんなふうに主役はその局面その局面によって変わります。それゆえ、主役でないときは脇役に徹する。ただし、だれもがみな〝主役〟であるという意識をもって力を尽くすこと。それが重要だ。臨済禅師はそういうことをいわんとしているのだと思います。

医療現場では、みんながそうしたことを心得ていなければいけません。医者だけが偉いのではなく、みなが対等な位置について、そこでいい方策をひねり出していく。そして、その場その場で主役は交代する。その場のいちばんの適任者が主役になる。それがいい医療を実現する近道だと思います。

その意味で、「随所に主となる」という言葉は医療の現場の本質を表現していると、私は思っています。

ホリスティック医学の勘どころ④

治療法を統合、適切な方法をおこなう

患者さんの〈からだ〉〈こころ〉〈いのち〉をまるごと捉えるホリスティック医学は患者さんの自然治癒力を高めることに眼目に置いていますから、西洋医学だけでなく、さまざまな代替療法を用います。いくつかの代替療法を併用することもあります。科学的根拠（エビデンス。Evidence）を備えた治しの戦術だけでは駒不足は否めませんし、私たちが生きているということはエビデンスだけで賄（まかな）えるほど柔（やわ）なものではないからです。

その代替療法は星の数ほどある、といっても過言ではありません。なにやら怪しげな民間療法から漢方薬のようなしっかりした療法まで、列挙していったらキリがありません。そうしたものの多くは西洋医学流のエビデンスがありませんから、ある患者さんには効いても別

の人には効かないケースも出てきます。

では、ごった煮のようなものかというと、そうではありません。漢方やアーユルヴェーダ（Aayurveda）、ホメオパシーといった伝統ある独自の体系をもった医学（これらについては第五章参照）もふくんでいますから、まさに玉石混淆ですが、選び方や使いようによってはむしろ〝宝の山〟というべきでしょう。

また戦争の話になってしまいますが、軍隊というのは陸軍、海軍、空軍という三軍があって、それがお互いに連携をとりながら各々の役割を果たし、戦闘に勝利するという目的に向かって行動します。医療もそれとまったく同じで、武器や戦術が多いほうが有効です。星の数ほどある代替療法のなかから狙いをつけて「これだ！」という療法を見つけたら、とにかく試してみることです。焦らずに、いろいろな療法にチャレンジすること。そうすればかならず、その人に合った最適な療法が見つかるはずです。私はいつも「諦めてはいけません」と、患者さんたちにいっています。

そのとき重要になってくるのは、いろいろある療法をただ単に寄せ集めるのでなく、その患者さんに適した療法を組み合わせて、それらを体系的に用いることです。一つひとつの治療法は戦術にすぎません。手術、抗がん剤、放射線療法などは「治し」の戦術です。漢方薬、鍼灸、気功、食事療法、アロマセラピー、ホメオパシー、サプリメントなどは「癒し」の戦術。これらの戦術を統合して、その患者さんにもっとも適した戦略を築くのです。

どんな組み合わせがいいのか、いつ使ったらいいのか、そういうことを検討し判断するのは主に医療者の役目です。しかし、いくら医療者が「これをやったらいい」と思っても、患者さんがあまり気の進まないようであれば、それは避けるべきだと思っています。そのためもあって、私は患者さんとの「戦略会議」を重視しているのです。私のほうからいろんな提案をするにしても、最後は患者さんの気持ちを尊重することが大事です。

最近、癌研にかかりながら、池袋の帯津三敬塾クリニックに「漢方薬がほしい」といってきた六十歳すぎの女性の患者さんがいました。私は「癌研に通いながら漢方薬を使ったら怒られますよ」といいました。「抗がん剤を使っている」というその患者さんに漢方薬を処方したくなかったわけではありません。抗がん剤を投与している医師は漢方薬を併用することをとても嫌がるのを知っていたから、一応そういってみたのです。

医者がなぜ漢方薬の併用を嫌がるかというと、そうすると抗がん剤の効果がはっきりしなくなるからだといわれています。さらには、思わぬ副作用が起こるかもしれないからだという意見もあります。しかし、抗がん剤の効果がはっきりしなくなるというのはあくまでも医者側の言い分にすぎません。副作用についても、たしかにそういう可能性が無いことはないでしょうが、われわれはそんなことはほとんどないということを知っています。

患者さんにしてみれば、何であれ効けばいいわけですから、もちろん私は漢方薬を処方しましたが、念のために「癌研の先生に怒られますよ」といってみたのです。すると、その女性はこういっていました。――「いいえ、私は担当の先生には『帯津先生のところで漢方薬をもらうつもりです』とお話ししてきました。そうしたら、『漢方薬はやらないでほしい』といわれたので、こう言い返してやったんです。『それじゃあ先生、先生は私の病気を治してくれるんですね？　治してやると保証してくれれば、私も漢方薬はやりません』と。そうしたらどうなったと思います？　その先生、何もいえませんでした。ウンともスンとも――」。

自分の信念をもって病気に取り組もうという、患者さんのこういう姿勢はとてもいいと思いました。

ホリスティック医学の勘どころ⑤　病の深い意味に気づき、自己実現をめざす

これは前に指摘した「生老病死」にかかわるものです。「病気」や「老い」や「死」といったものは一般的にいえば喜べるものではありません。むしろ〝嫌われもの〟というべきでしょう。しかし、そうした「生老病死」を単純に「苦」として捉えるのではなく、そうしたネガティブに見えるものと共生していくなかで「生」の意義や「死」の意味を考えていく

ことが大事なのではないかと思うのです。いいかえれば、みずからの生老病死と付き合うなかから自分自身の「死生観」を築き上げていくことが大切であり、それこそがホリスティック医学の大きな勘どころのひとつです。

昔にくらべればよく治るようになったといっても、折にふれて死がチラチラするのが、がんという病です。しかし、考えてみれば私たちは一度は死すべき身なのです。多かれ少なかれ、いつかは死の不安にさいなまれる存在です。

この不安を和らげる方法は無いのか？

それは人間が生きていくうえでの最大の命題ですから、容易に答えられることではありませんが、わが畏友・青木新門さんはその著『納棺夫日記』（文春文庫）のなかで、こう書いています。

> 末期患者には激励は酷で、善意は悲しい。説法も言葉もいらない。
> きれいな青空のような瞳をした、すきとおった風のような人が、側に居るだけでいい。

死に直面して不安におののく人を癒すことのできるのは「きれいな青空のような瞳をした、すきとおった風のような人」だというのです。そしてそれは、患者さんよりも少し前を行く人だともいっています。

人は、自分と同じ体験をし、自分より少し前へ進んだ人が最も頼りとなる。長野善光寺の御戒壇（本堂地下にある真っ暗な通路）を進むとき、手を伸ばせば届く程度に前を行く人が最も頼りとなる。その人が前にいるだけで、安心して進める。仏は前に進み過ぎている。親鸞には、少し前を行くよき人（法然）がいた。

私は、医療者はすべからく患者さんよりも少し前を行く人にならなくてはならないと考えています。明日をも知れぬ人の前に出なければならないということは、つねに死の淵ぎりぎりを歩むということですが、われわれ医療者が患者さんの一歩前を行って、それなりの死生観を築いていければ、患者さんが自分なりの死生観を築いていくお手伝いができるのではないかと思っています。

以上のようなホリスティック医学の考え方は、西洋医学の医者以外の人にはだいぶ浸透してきました。私が「孤独なる荒野のガンマン」と見られていた時代にくらべれば世の中はずいぶん変わったし、患者さんたちの意識も高くなってきたと思います。

私が総合監修した『お医者さんがすすめる代替療法』（学習研究社）を見ていただけばわかるように、がんや糖尿病、アトピーなどの病気に代替療法を施す医療機関も全国各地にどんどん広がっています。だから、いろいろな人から「ホリスティック医学の現状はどうですか?」と聞かれるたびに、こう答えています。「大丈夫です。理想のホリスティック医学はいずれ実現されますよ」と。

じっさい私は、一九八二年に川越の病院ではじめた「中西医結合」から「ホリスティック医学」へ向かう試みが小さな灯となり、それがじわじわ浸透し、あるときボン！　と爆発する日がくることを夢見ています。そして、さらに燎原の火のように広がる日がくることを――。

第三章

〈からだ〉を治す

人はなぜがんになる?

私がめざしているホリスティック医学は人間の〝生き方〟をまるごと捉えようというものですから、〈からだ〉〈こころ〉〈いのち〉を分けて語るのは筋ちがいだ、ということになります。私はかつて、コロンビア大学で分子生物学を研究している松本丈二さんという若い学者さんから、「いろんな医療を寄せ集めたものがホリスティックではなく、ボディとマインドとスピリットに分けて見ることもまたホリスティックではない」と指摘されたこともあります。

前述したとおり、ホリスティック医学の中心は〈いのち〉のエネルギーの値を少しでも高めることにあります。そして、〈いのち〉とは心臓にあるわけでも、脳にあるわけでもありません。身体のなかに「いのちの場」のようなものがあって、そのエネルギーの値が〈いのち〉であり、その値を少しでも高めようというのがホリスティック医学の中核をなす考え方ですから、たしかに〈からだ〉〈こころ〉〈いのち〉を分けて考えるのは本来の眼目から外れてしまいます。しかし、そうかといって、それらをいっしょくたにして語ったのでは何がなんだかわからなくなってしまうおそれがあるのもまた事実です。そこで便宜的に〈からだ〉〈こころ〉〈いのち〉を順次語っていこうと考えたのです。

まず、〈からだ〉から述べます。
厚生労働省が発表した二〇〇七年の「人口動態統計」（確定数）によると、男女別の全死因の上位はつぎのようになっています。

【男性】
①がん（悪性新生物）＝二〇万二七四三人（三四・二％）。
②心疾患＝八万三〇九〇人（一四・〇％）。
③脳血管疾患＝六万〇九九二人（一〇・三％）。

【女性】
①がん（悪性新生物）＝一三万三七二五人（二五・九％）。
②心疾患＝九万二四四九人（一七・九％）。
③脳血管疾患＝六万六〇四九人（一二・八％）。

男女ともに、がんがあいかわらず日本人の死亡原因の一位を占めています。がんはいまや「国民病」といっていいかもしれません。しかも、「悪性新生物」（悪性腫瘍）などという凶々（まがまが）しい名前までつけられていますので、どうしても恐ろしい病気というイメージがついてまわります。しかし、やみくもに恐れるのもどうかと思います。中国最古の兵法書『孫子』（岩波文庫）に、《彼を知りて己を知れば、百戦して殆（あや）うからず》とあるように、敵を知らなければ戦いに勝てません。

そこで、人はなぜがんになるのか、そのメカニズムを見ておきます。

人間の数十兆といわれる細胞のほとんどは新陳代謝を繰り返しています。古い細胞が壊れると、同じ種類の新しい細胞がつくられます。正常な状態では、こうした細胞の成長と分裂は、身体が新しい細胞を必要とするときにだけ引き起こされるように制御されています。細胞が老化したり傷ついたりしたとき、コピーされた新しい細胞が前の細胞に置き換わるのです。あるいは免疫機能によって、傷ついた細胞が修復されたり外へ排出されたりすることもあります。

ところがストレスや体力の低下によって免疫機能が弱っていると、傷ついた細胞がそのまま分裂を繰り返してしまうということが起こります。身体が必要としていないのに細胞分裂を起こして増殖したり、逆に、死滅すべき細胞が死なないで生き残って増殖を繰り返すということも起こるのです。

正常な細胞は一定の回数しか分裂しないようにプログラムされているのに、そのプログラムが狂うと際限もなく分裂を繰り返すのです。こうして生じた過剰な細胞はやがて正常な細胞の生命活動を阻害するかたまりになり、それがさらに大きくなると臓器の機能にも悪影響を与えるようになります。

これが、がんです。

といっても、細胞のこうした異常増殖を過剰に恐れる必要はありません。私たちの身体のなかでは毎日一〇〇〇個から二〇〇〇個、いやそれ以上の数のがん細胞が発生しているといわれますが、それらの細胞は免疫機能のはたらきなどによって適宜、処理されているからです。それにもかかわらず、無秩序ながん細胞が生まれるのはなぜかというと、これにはいくつかの説があります。

①遺伝子説。

遺伝子には、「がん遺伝子」と「がん抑制遺伝子」があります。しばしば車のアクセルとブレーキにたとえられるように、「がん遺伝子」がはたらきすぎるとがんになり、逆に「がん抑制遺伝子」に突然変異が生じたり、そのはたらきが鈍ったりすると、体内の正常なプログラムを乱して、毎日一〇〇〇個から二〇〇〇個生まれているがん細胞を抑制できなくなってしまうというのです。

また、人間の身体はすでに遺伝子によって無秩序な細胞の増殖が定められているという説もあります。この説に従うと、無秩序な細胞増殖は防げないわけですから、長生きをすればするほど、がんになる確率は高くなることになります。

②環境因子説。

われわれの生活を支えているあらゆるもののなかに、がん遺伝子のはたらきを促進したりがん抑制遺伝子の力をたわめたりするものがあるという説です。たとえば食品添加物やタバコにふくまれるタール、紫外線、ストレスなどから発生する活性酸素のようなものです。そうしたものを「遺伝子」にたいして「環境因子」と呼んでいます。それが細胞内の遺伝子に傷をつけ、がんを発症させるというわけです。

③老化説。

これも遺伝子と無関係ではありません。年齢を重ねていくと細胞も免疫機能も衰えていきますから、がんになるという説です。

細胞が衰えていくと、身体のほうでも「これではいけない」といわんばかりに一所懸命になって細胞を分裂させようとします。そうしたはたらきが、かえってがん細胞をつくりだすという考え方もあります。身体を維持しようというはたらきが細胞分裂のプロセスのなかでがんをつくりだしてしまうというのです。

このように、なぜがんになるのかという原因について諸説あるというのは、医学がまだ、「これこそががんの原因だ。正体がわかったから、がんは治る」というレベルまで達していないことを意味しています。がんにはそれぞれ個性があって、しかもそれが予期せぬ方向へ動きますから、なかなかマニュアルもつくれないというのが現状です。

がんが怖いのは増殖が止まらないことです。細胞が分裂を繰り返し、周囲の臓器や器官に染み込むようにじわじわ広がっていくことを「浸潤（しんじゅん）」と呼んでいます。

もうひとつ、がんの恐ろしさには「転移」があります。がん細胞が、がんの部位から飛び出して、血液やリンパ液の流れに乗って離れた臓器にたどり着き、そこで新たな増殖をはじめることです。

逆にいうと、たとえがんにかかっても「浸潤」も「転移」もしていなければ、それほど怖がる必要はありません。少々大きいものでも、手術して取ってしまえば治療は終わるからです。そこで強調しておきたいのは、がんの状態や発生した部位にもよりますが、手術だけで治ってしまう患者さんも大勢いるということです。昔はあまりがんの告知をしませんでしたから、医者が黙って手術をして、それがうまくいって元気になったため、自分ががんであったことさえついに知らなかったという患者さんの例はいくらでもあります。

がんになったら、いくらかかる？

医療費についても簡単に触れておきましょう。

がんの医療費は、部位や進行ぐあい、さらには治療法などによって千差万別ですから、一概にはいうことができませんが、「がんになったら、いくらかかるのか?」「目の玉が飛び出るほど高いのではないか?」という心配はどなたにもあるでしょう。

そこで、一応の目安として、「読売新聞」二〇一〇年十月三十日付の記事をご紹介しておきます。

国内のがん患者が1年間に支払う治療関連費用の自己負担額は、1人平均100万円を超え、高額療養費制度などの償還額を差し引いても年間40万円近くにのぼることが、濃沼信夫(こいぬまのぶお)・東北大教授(医療管理学)の調査で分かった。29日、京都市内で開催中の日本癌治療学会学術集会で発表した。

調査は2004~09年、がん治療を行う約50医療機関の患者約6600人(平均63歳)に、領収書や家計簿を見ながら支出額を記入してもらった。

その結果、医療機関で支払う治療費に、健康食品や民間療法などに使った費用も含めると、自己負担額は1人年間101万円。

高額療養費制度や民間医療保険などの利用による償還・給付額は平均で年間63万円で、それを差し引いても年40万円近い出費になる。

治療費のなかで大きいウェイトを占めるのは、手術や放射線治療などの初期治療のための費用と、それにかかわる入院や検査等の費用です。術後の治療費としては、再発予防のための抗がん剤治療、再発の有無をチェックするための定期検診の費用がかかりますから、やはり家計の負担になることは確かです。

なかには民間療法や健康食品に毎月数万円をかけている人もいるようですが、そうした患者さんは別とすれば、上の記事は一般的な治療関連費用の参考になると思います。

このほかにも、民間保険会社がまとめたデータなどを参照していただけば、おおよその目当てはつくはずです。

がん治療①　手術

西洋医学は、①手術、②放射線、③抗がん剤を三本柱にしていますので、それぞれについて説明しておきます。

手術とは、いうまでもなく悪性の細胞群を物理的に切除する方法です。

私の専門である食道がんの手術をするときは、まず胸を開けます。すると肺が出てきます。その肺を避け、食道が見えるようにしてから、がん腫を取り除きます。

大腸がんや直腸がんなどで、お腹を開くばあいはメスを使って腹部の正中で皮膚を切ります。そして手で皮下脂肪をより分けてから、白線という筋膜の集まった組織にメスを入れます。すると、その奥に腹膜があらわれます。この腹膜はきわめて薄く、その下には胃や大腸などの臓器が上下しているのが透けて見えます。やたらに腹膜にメスを入れると、胃や大腸を傷つけかねないので、それを防ぐためにふつうは腹膜をピンセットでつまみ上げて下の臓器とのあいだにテント状の空間をつくります。その空間をうまく利用して切開するのです。

これが手術のとば口です。

ここからもわかるように、手術の勘どころは、われわれの身体のなかにある空間の扱い方にあります。腹膜と臓器のあいだのほかにも、肺と肋膜、肺と心臓、横隔膜と肝臓、肝臓と胃、胃と膵臓のあいだ……といったぐあいに、数え上げていけばきりがないほどたくさんの空間があります。外科医の上手・下手の差はこうした空間の扱い方にあるといえます。

手術の上手な外科医は、右利きの人のばあいは左手をうまく使って空間を見つけます。見つけたとたんに、スッと左手をその隙間にすべりこませ、そして手術するスペースを確保するのです。私の外科医としての経験からいっても、空間に素早く手をさし入れることができたときは「いい手術ができたな」という実感があります。

転移や浸潤が見られないがんであれば、こうした手術で患部を切除して治療終了です。早期の胃がんなどは、手術で一〇〇%治せるといっても誇張ではありません。

あえて繰り返せば、こうした手術だけでがんを克服するケースはいくらでもあります。外科医の技術は向上しているし、設備等も万全ですから、いまは手術もずいぶん安全になっているのです。

ひと昔前は、八十歳を超えたような患者さんは「がん」と告げられても「あ、そうですか」と平然としている代わりに、「もう年ですから、手術は結構です」という人が多く見られました。ところが最近は、高齢の人でも手術をする割合が増えています。

私も、もしがんと診断されて、それが手術できる状況であれば手術を受けるつもりでいます。手術だけでケロっとよくなった患者さんをたくさん見てきていますから、①その手術に危険性がなく、②手術自体も三時間ぐらいで終わって、③術後二週間もすれば元気になれるというのであれば、七十五歳になる現在でも手術を受けようと思っています。

患者さんたちにたいしても、上の①～③の条件がそろえば、「ぜひ手術を受けるべきだ」とすすめています。

ただし、それが十時間ぐらいかかるような一か八かの手術であれば、避けたほうがいいかもしれません。また、転移や浸潤があるときは手術だけでは済まない場面も出てきますから、そのときは担当医と戦略を練り直す必要があります。

患者さんのなかには「手術だけは絶対に嫌だ」という人もいます。

私の患者さんにも「自分は絶対に手術したくない。西洋医学ではない方法でいきたい」と言い張る人がいます。ある食道がんの患者さんは、私がいくら「食道がんのばあいは手術がいちばんですよ。二番目が放射線。三、四がなくて抗がん剤、といわれているくらいですから」と、手術をすすめても絶対に耳を貸そうとしませんでした。

別の患者さんは、私がいくら「あなたね、乳がんなんか手術したほうがいいんだけれどなあ」と説得しても、「どうしても手術する気になれないんです。しばらくほかの方法でやらせてください」といって、絶対に首を縦に振りませんでした。患者さんのそうした気持ちは尊重しないといけないし、私にしても、手術をすれば再発しないという保証ができるわけではありませんから、その患者さんにはこういう提案をしました。「いいですよ、あなたが『よかれ』と思う治療法を採用して、それを私がお手伝いすることにしましょう。その代わり、ところどころで立ち止まってチェックだけはすることにしましょう。そうして、やっぱり手術したほうがいいとなったときは、意を決して手術に踏み切る。これでどうですか?」と。

抗がん剤にしろ、手術にしろ、それがいちばん効果的なケースはいくらでも見られますが、それにもかかわらず、患者さんが嫌がるのには二つの理由があるように思います。

ひとつは、西洋医学にはあまりにも温かみがない、と感じているからです。そうした傾向は女性の患者さんに多く見られます。西洋医学的な治療を嫌って嫌って嫌い抜くという女性は少なくありません。手術を嫌い、代替療法を試みている患者さんの男女比は一対九ぐらいでしょうか。女性は本能的に西洋医学の現場の冷たさを察知しているからだと思います。

じっさい、西洋医学は外来の対応からレントゲンの器械、注射、採血、手術……と、すべてが男性的です。だから、女性はなじめないのだと思います。乳がん、卵巣がん、子宮がんの患者さんで、「手術はイヤ」「抗がん剤もイヤ」という人はけっして少なくありません。

もうひとつの要因は、ドクターの冷たい姿勢や態度です。抗がん剤や手術を勧めたり、怒ったりする医師側の気持ちに温かみがないから、患者さんたちも「とてもではないけど、やりきれない」と感じてしまうのです。とすれば、真の〝悪者〟は手術、放射線、抗がん剤という西洋医学の三大療法ではなく、それを駆使する医者なのです。諸悪の根源は医師にあり、といっても過言ではないかもしれません。

手術を例にとれば、執刀する人の考えひとつ、気持ちひとつで、ずいぶんちがってきます。ほんとうに心を込めて、手術の前日は斎戒沐浴(さいかいもくよく)して、当日は神棚に祈り、それから手術に入るような医者の執刀はだいたいうまくいきます。他人(ひと)さまの身体にメスを入れるわけですから、絶対にいいかげんな気持ちでやることは許されないのです。

私も駒込病院にいたとき、手術のある日は病院のそばにあった小さな社(やしろ)にお参りしてから執刀しました。そしてそれがうまくいって患者さんが退院すると、寅さんで有名な葛飾柴又の帝釈天へお参りしたものです。

手術を嫌う患者さんの気持ちもわからないではありませんが、もし手術が有効な治療法であるときは手術をして患部を切除してしまうのがいちばんの早道だ、ということも頭に入れておいてほしいと思います。

前述したように、身体内の悪い箇所をしっかり把握して、これを機械のように〝修理〟していくという点にかぎっていえば、西洋医学は圧倒的にすぐれた、誇るべき医学です。ですから私は、西洋医学は西洋医学で、どんどん進歩していくことを願っています。また、そうでないと困るのです。

たとえば、がんの治療をつづけていると、胸水がたまったり閉塞性黄疸が出たりすることがあります。そういうときは針を刺して胸水や胆汁を抜く必要がありますが、その施術は西洋医学のエキスパートに任せないと患者さんをただ苦しめるだけになってしまうのです。何回も針を刺し換えたり、変なところに突き刺したりしたら、患者さんはたまったものじゃありません。その意味でも、西洋医学には最高のレベルを維持してもらわないと困ります。

がん治療②　放射線

放射線治療というのは局所療法です。

ふつうはがんのある部位だけを狙ってエックス線や電子線、ガンマー線などの放射線を照射します。がん細胞内の遺伝子に放射線でダメージを与え、がん細胞を壊してしまおうというわけです。

患部だけにピタっと照射することはむずかしいため、放射線治療によって正常細胞までダメージを受けてしまうこともありますが、正常な細胞はがん細胞とはちがって自分自身を修復することができますから、それほど心配することはありません。

最近では重粒子線（じゅうりゅうしせん）によるがん治療も登場しています。

これまでの放射線は、身体の表面近くで線量がもっとも強く、深く進むにつれて弱まってしまうという特性がありましたから、いま申し上げたように、患部にいたるまでのあいだに正常細胞にダメージを与えてしまうおそれがありました。その点、重粒子線治療はエネルギーに強弱をつけることができますから、線量のピークを患部に合わせ、正常細胞への悪影響を最小限に抑えられるというメリットがあります。

ただし、この重粒子線の加速装置は百億円以上するといわれていますので、どんな病院にも設置されているわけではありません。千葉県にある放射線医学総合研究所が最初に導入したあと、現在稼働しているのは以下の医療センターです。

●南東北がん陽子線治療センター（福島県郡山市）
●筑波大学陽子線医学利用研究センター（茨城県つくば市）
●国立がんセンター東病院（千葉県柏市）
●重粒子医科学センター病院（千葉県千葉市）
●群馬大学重粒子線医学研究センター（群馬県前橋市）
●静岡県立がんセンター（静岡県駿東郡）
●兵庫県立粒子線医療センター（兵庫県たつの市）
●若狭湾エネルギー研究センター（福井県敦賀市）
●メディポリス医学研究財団・がん粒子線治療研究センター（鹿児島県指宿市）

もう一点、この重粒子線治療はかなりの自己負担を覚悟しなければならないということを付け加えておきます。

重粒子線にかぎらず、放射線治療の特徴は「切らずに治す」ところにあります。外科手術とちがって臓器を温存できますから、頭とか頸部の腫瘍など、手術をすると大きなダメージを受けるおそれのある部位のがん治療に適用されています。手術や抗がん剤にくらべると身体的な負担も少ないため、お年寄りの患者さんに使われることもあります。

放射線治療は単独でおこなうこともありますが、他の治療方法と組み合わせて使われることもあります。早期の前立腺がんや喉頭がんであれば放射線だけで治療することができますが、乳がんのばあいは手術や抗がん剤と組み合わせて治療したほうが有効です。

ただし、副作用はあります。

疲れやすくなったり、放射線を照射された皮膚が赤くなったり、ヒリヒリ灼けるような感じがしたりするのがよく見られる症状です。胃や消化器に当てたばあいは粘膜が炎症を起こして吐き気がしたり、実際に嘔吐するということもありますが、「早期がんを切らずに根治させる」というのが放射線治療ですから、前述したように、頭部や頸部のがんや子宮頸がんなどのばあいは有効性が高いということを知っておいてください。

がん治療③　抗がん剤

抗がん剤は、がん細胞が分裂するプロセスに化学的に作用する薬です。白血病や悪性リンパ腫など、手術の対象とならないがんでは抗がん剤治療が第一選択肢とされます。

抗がん剤の特性は、悪い細胞が成長するのに必要な物質をつくらせないようにはたらきかけて、増殖を妨げたり、逆に過剰につくらせてがん細胞の死滅を促がすというところにあります。がんの病巣を完全に破壊するためではなく、手術前に投与して病巣を小さくして切除しやすくしたり、術後の転移や再発を防いだりという目的のために補助的に用いられるケースもあります。

ただし化学療法ですから、この抗がん剤にも副作用はついてまわります。しかも、抗がん剤にはなりふりかまわず相手を殲滅するといった〝激しさ〟がありますから、「どうもなじめない」「イヤだ」という人も少なくありません。

がん細胞は急速に分裂して成長するため、抗がん剤は成長の速い細胞を狙い撃ちするようにつくられています。そのため、健康な細胞のなかでも分裂するスピードが速い細胞が抗がん剤の影響を受けてしまいます。骨髄でつくられる血液細胞、あるいは消化器細胞、生殖器の細胞、毛根細胞……等々です。そういった細胞がダメージを受けるため、白血球が減少して貧血を起こしたり、出血しやすくなったり、あるいは吐き気がしたり、下痢がつづいたり、毛が抜け落ちたり……といった副作用が出てくるわけです。

脱毛はよく見られる副作用ですが、かならず起きるというものでもありません。同じ抗がん剤を使っていても、人によって抜け毛の程度はちがいますし、治療を終えれば半年ぐらいでまた生えてきます。

抗がん剤は、がん治療の有力な選択肢ですから、私の病院でも使っています。ひとつ頭に入れておいたほうがいいことは、苦しい思いをするばかりで、さしたる効果がないばあいは抗がん剤を無理に深追いする必要はないということです。そういうばあいは抗がん剤治療を止めて、お医者さんといっしょに別の治療法を探すことをおすすめします。西洋医学流の激しい治療一辺倒で身体がキツいだけでは、肝心の〈いのち〉のエネルギーが弱まってしまいます。

西洋医学は百年以上かけて築き上げてきた体系医学ですから、すぐれた点はたくさんあります。だから、いいところはどんどんいただいていけばいいのです。抗がん剤に関しても、血液のがんともいうべき白血病や悪性リンパ腫などにはよく効きますから、そのときは多少の副作用はあったとしても使う価値は大いにあると思います。

この抗がん剤を使うとき大事なことは、主治医にいわれたから使うというのではなく、自分で「やる」と決めたから使うという心構えです。同じ抗がん剤でも、受け身のまま使うのと積極的に取り組むのでは効き目も副作用もちがってきます。

ついでにいっておけば、昨年の暮れ、「文藝春秋」（二〇一一年一月号）に慶応大学講師・近藤誠さんの「抗がん剤は効かない」という記事が載りました。

「抗がん剤には患者を延命させる力はない」「抗がん剤治療の有効性を示す生存曲線の形は

おかしい。いかにも効きそうに見せるため人為的操作がなされているのではないか」「抗がん剤治療を施した患者群の生存期間が延びているのは抗がん剤のためではなく、仮に抗がん剤を使わなくても手厚いケアをすれば生存期間は延びる」……といった衝撃的な〝抗がん剤攻撃〟がいろいろ記され、しかも筆者がベストセラーになった『患者よ、がんと闘うな』（文春文庫）の近藤さんでしたから話題にはなりました。

私は近藤誠さんをきらいではありません。じつは近藤さんは『患者よ、がんと闘うな』のなかで私を非難しています。それはそれとして、古色蒼然たる医学界に風穴を開けてくれた人として、一目も二目も置いているからです。

今度も、近藤さんが久しぶりに吠えたなと、ある程度の期待を込めて読みました。そして、これはこれでいいと思いました。多少極論すぎるきらいはありますが、何ごとも多面性があっていいのです。抗がん剤の専門家も、自分たちがいつも見慣(みな)れていない面を見せられたと思えばよいのではないでしょうか。そうすれば日々の仕事のなかにおのずから謙虚さというものが生まれます。医学に本来の温(ぬく)もりが戻るというものです。

だから私は近藤さんがきらいではないのです。

抗がん剤をめぐり対極に立つ「患者」と「医師」

考えてみると、近藤さんならずとも、抗がん剤については互いに対極をなす二つの面があるようです。

ひとつは、抗がん剤を嫌う患者さんが多いということです。その理由もいろいろです。まずは抗がん剤を医師から提案されただけで、その副作用の激しさを想像して、すっかり脅(おび)えてしまう人がいます。一種の風評被害とでもいうのでしょうが、冷たくぶっきらぼうに言い放つ医師の側にも責任の一端はあるでしょう。

つぎは、長いあいだ抗がん剤の副作用に耐えて耐えて耐えぬいて、ついに精も根も尽き果ててしまうというばあいです。こういう人は人生を真っ正直に生きてきた人なのでしょう。心からご苦労さまといいたいですね。主治医を中心に衆知を集めて次善の策を探してあげるべきではないでしょうか。

三番目は、父母からいただいたこのわが身を化学物質で傷つけては孝の道に反すると、本能的に思っている人です。なかには死生観の一部になってしまっている人もいます。説得によって気持ちを翻(ひるがえ)せばよし、そうでなければご本人の意思を尊重するしかないでしょう。

四番目は、アンソニー・J・サティラロ（Anthony J. Sattilaro）医師の例です。ずっと以前のことですが、『がん～ある「完全治癒」の記録』（日本教文社）という本が出たことがあります。その著者がアメリカの医師サティラロさんです。前立腺がんの全身骨転移で西洋医学に見放されてしまった彼がマクロビオティックを中心にした自然療法で救われるという話ですが、この本のなかで彼はいっています。

「がんは人を辱める！」と。

抗がん剤の副作用で打ちひしがれてしまった人を見るたびに、このサティラロ医師の言葉を思い出します。さぞかし無念だろうなと同情するとともに、この世に生を受けて、なぜこの人だけがこんな目にあわなければならないのかと、憤りすら覚えるものです。周囲の人びとはこのような人を見たら、そのかなしみに最大の敬意を表して、温かさで包んであげなければなりません。

こうした患者さんたちの心のなかの葛藤の対極にあるのが、抗がん剤を処方する医師たちの冷酷さです。人間、どうすればこれほどの冷酷さを身につけることができるのでしょうか。いずれにしても、この冷酷さが医療からその本来の温もりを奪い、医療を殺伐たるものにしている大きな要因にちがいありません。

たとえば、よく聞くセリフがあります。患者さん自身のではありませんよ。患者さんの口を通して聞く医師のセリフですから、お間違いのないように。

①「……抗がん剤をやっても、がんは治りませんよ。あくまでも延命だけですからね」

②「……抗がん剤をやっても余命は一年というところですかねえ。……でも、やらなければ三か月ですからね」

これはないですよ。せっかく勇気を奮い起こして苦難の道を突破しようとする患者さんの出端(でばな)をくじくようなものではありませんか。どうしてやさしく肩を抱いて激励してあげられないのでしょうか。これではせっかくの抗がん剤の効果も半減してしまいます。

それに、先のことなどだれにもわからないし、生命についてもわずかしかわかっていないのです。それなのに、このようにいとも簡単に断言するのは医師の傲慢(ごうまん)さ以外のなにものでもありません。

③「抗がん剤をやりたくないですって？　いいですよ、それはあなたの自由ですから。でも、余命は三か月ですね」

重ねていいますが、先のことなどだれにもわかりません。余命告知なんて、他人(ひと)さまの運命を土足で踏みにじるようなものです。人間として恥ずかしい行為です。患者さんの免疫力だって、このひと言で急降下です。

④「抗がん剤をやりたくないですって？　それじゃあ、もうこの病院にはこないでください。何もしないのなら、きてもしようがないですから」

冷酷さの極致です。こういう人はこれまでどのような人生を送ってきたのでしょうか。青雲の志に燃えた紅顔の美少年の時代もあったろうにと、悲しくなってしまいます。

患者さんのほうにしたらたまりません。家族のために、会社のために、国家のために、ひいては人類のために身を粉にして働いてきた人生。その輝ける人生の最後に、こんな目にあうなんて。神も仏もあるものか、という気持ちになるのは私だけではないでしょう。

医師をはじめ、医療という場の当事者たちすべてが同じ方向を向いて固い絆で結ばれたとき、抗がん剤の効果は飛躍的に向上するのではないでしょうか。

再発をどう乗り越えるか

最近は分子標的薬と呼ばれる薬が出てきました。

これまでの抗がん剤（殺細胞性抗がん剤）が細胞の傷害を狙うのにたいして、分子標的薬は細胞増殖にかかわる分子を阻害しようとします。特定の分子を狙い撃ちして、その機能を抑えることにより、治療効果を上げようという薬です。肺がんにたいするイレッサ、乳がんにたいするハーセプチンが知られています。そうした分子標的薬はそれなりの効果を上げていますが、イレッサに関してその有効性と副作用が問題視されたように、〝夢の特効薬〟とまでは言い切れません。

また、手術や放射線と同じく、再発を繰り返していると抗がん剤も底をついてしまいます。そのうち効果を期待できる薬がなくなってくる……。西洋医学にはそんな〝壁〟があります。しかし、そうした限界があるからといって、患者さんに向かって「この薬が最後です。これが効かなくなったら手の打ちようがありません」などと無神経なことをいっていいはずがありません。打つ手がなくなったからといって「緩和ケアへ行ってください」というのは、どう考えても医者のいうべき言葉ではありません。

そんなひどい言葉に傷ついた患者さんが私の病院へやってくるケースはけっして少なくありません。そのとき私はいつもこうアドバイスしています。「たとえ『この薬が最後です』といわれたとしても、それは『西洋医学においては最後』という意味にすぎないわけですから、焦る必要はありません。西洋医学に限定しなければ方法はほかにもいくらでもあるのですから」と。

それが第五章で触れる代替療法です。

抗がん剤は細胞毒（細胞にたいして死や機能障害を与える物質や物理作用）ですから、なにか辱めを受けているようだと感じる患者さんはかなりいます。そのため、「抗がん剤は絶対にイヤだ。私は代替療法でいきたい」という人が増えてくるわけですが、私はそうした患者さんにたいして「代替療法は特効薬ではありませんよ」と、あえて水をさすようなことをいうばあいもあります。でも、こうつづけます。「代替療法は、機械の修理のような『直し』とちがって〈いのち〉のエネルギーを高めるために一歩前進していこうという方法ですから、治るか治らないかと、二極化して考えないでください。治るか治らないか、丁か半かではなく、いまの状態より一歩前に出る、一歩でなければ半歩でも前に出ることだと考えてください。そう思ってやっていけば代替療法にはものすごく多くの種類がありますから、これもまた悪くはありません」と。

なかには、「代替療法もクソもない。よくなれば何でもいいんだ」という患者さんもいます。そういう人は病院へきて、漢方やら気功やらイメージ療法やら、もう手当たりしだいにいろんなことをやっています。それによって〈いのち〉のエネルギーが高まり、自然治癒力も上がってくれれば、それはそれでいいと思いますが、しかしほんとうは、そうした「下手な鉄砲も数撃ちゃ当たる」式のやり方はおすすめできません。じっくり戦略を立ててきっちり対処していかなければ、がんという難敵にたいしてはなかなか勝ちが見えてこないからです。

アメリカで統合医療を提唱し、『癒す心、治る力』（角川ソフィア文庫）などの本で知られるアンドルー・ワイル博士は前記『人はなぜ治るのか』という本のなかで、すべての治療法に共通することについてこう書いています。

●絶対に効かないという治療法はない。

●絶対に効くという治療法もない。
●各治療法はお互いにつじつまが合わない。
●草創期の新興治療法はよく効く。
●信念だけでも治ることがある。
――そう指摘したうえで、つぎのように結論づけます。
●以上の結論を包括する統一変数は、治療に対する信仰心である。「自分はきっとよくなる」という思いである。
「自分はきっとよくなる」という信仰心、いいかえれば「今日よりもいい明日を」という希望が患者さんたちの支えになるというワイル博士の言葉は、私もまったくそのとおりだと思います。

「奇蹟」はない

私は、患者さんたちに向かって「奇蹟はありませんよ」といっています。

奇蹟はないのです。

一歩一歩地道に前進していくのが、がん治療です。その点では山登りとまったくいっしょです。一気に頂上に立つことはできません。一歩一歩進んでいくことが大事なのです。

ただし、奇蹟のような話を読んだり聞いたりしたことはあります。

このあいだ亡くなりましたが（二〇〇九年一月）、葉室頼昭（はむろよりあき）さんという春日大社（奈良県）の宮司さんがいました。公家（くげ）の生まれで、大阪大学の医学部に通っていたとき肺結核にかかり、ある日、大量の喀血をしてお医者さんから「死」の宣告を受けます。そこで実家のある東京へ戻ることにしましたが、まだ東海道新幹線も寝台車もない時代のことですから、座席を四つ取って、そこに戸板を渡して東京まで寝て帰ったそうです。

大阪駅を出るとき、ある人が一冊の本を葉室さんに手渡します。そこには「人は生かされて生きているのだ」という趣旨のことが延々と書いてあって、それを読んだ葉室さんは感激のあまり涙が止まらなかったといいます。そして列車が東京駅に着くと、どうだったか？　大阪では立ち上がる体力もなかったのに、なんとホームにひとりで立てるようになっていたというのです。

その後、葉室さんの体力はみるみるうちに回復し、重度の結核も消えてしまったといいます。そこで「なにか世間のお役に立つような恩返しがたい」と思った葉室さんは、当時はまだ少なかった形成外科医の道に進みます。すると後年、ふたたび〝天啓〟のようなものがあって、元来がお公家さんですから春日大社の宮司になったという人です。優秀な形成外科医で、伝統ある春日大社の宮司まで務めた人ですから、宜（むべ）なるかなと思います。こんな奇蹟めいた出来事は、可能性「ゼロ」ではないにしても、患者さんはあまり期待しないほうがいいと思います。不思議は不思議として受け取っておくべきです。

フランスとスペインの国境、ピレネー山脈の麓に有名なルルドという町があります。その町にある泉の水を飲んだり浴びたりすると病気が治るという話も同様です。

のちにノーベル生理学賞・医学賞を受賞するアレクシス・カレル（Alexis Carrel）というフランスの医師がお医者さんになりたてのころ、結核性の腹膜炎にかかった少女に付き添って、そのルルドの泉へ行ったときの体験談を記しています。『ルルドへの旅・祈り』（春秋社）という本です。

その報告によると、ルルドに着くころ、少女のお腹は膨れ上がって皮膚も紫色になってしまうチアノーゼを起こしていたといいます。脈拍も正常ではなく、呼吸も苦しそうで、このまま死んでしまうのではないかという状態だったそうです。ところが、ルルドの水をつけてやると腫れがスーッと引いて、顔色もみるみるよくなったというのです。そしてしばらくすると、足に少しむくみは残ってはいたものの、ほとんど完治してしまったと、アレクシス・カレルは書いています。

この人もノーベル賞学者ですから、デタラメなことを書くはずはありません。不思議な出来事が起こったのは事実でしょう。ただしルルドの泉に関しては、十九世紀半ば、ベルナデットという少女が洞窟で聖母マリアの姿を目撃したため、「聖地」とされるようになったというキリスト教的な背景があります。したがって、医学というより宗教的に受け止めたほうが適切なエピソードかもしれません。

医学的には「奇蹟」と呼べるようなことは起こらない、と考えるべきだと思います。

奇蹟的な生還を支えた数々の理由

私の医療生活もずいぶん長くなりますから奇蹟に近いことは何度か目にしています。でも、やはりそれは「奇蹟」そのものではありません。いずれのケースにも、それ相応の理由があります。数え上げていけば、みごとに治るだけの理由がいくつも積み重なっているのです。

若くして胃がんになり、それが進行しすぎていたために「手術はできない」といわれながら、それこそ奇蹟的に治った患者さんに篠崎一朗さんという人がいます。篠崎さんは『人生に何ひとつ無駄はない〜末期ガンから見えてきた世界』（東本願寺伝道ブックス）という闘病記を出版していますから、お名前を出してお話しします。

篠崎さんの奥さんが私の病院へ相談にこられたのは、胃がんからの転移がひどくて癌研の医師から「手術はできない」といわれ、抗がん剤を使っているときのことでした。抗がん剤治療で白血球が減ってしまったから、「なんとか白血球を上げるために、帯津先生の病院に転院したい」というのが相談の内容でした。私は「それは無理でしょう」と答えました。というのも、第一級の設備を揃え、衛生管理も行き届いた癌研の先生が、私のところのような地方の病院には転院させたがらないだろうと思ったからです。私がそう答えると、奥さんは「でも、頼むだけ頼んでみます」といって、癌研の担当医師に相談しました。すると快く、「行きなさい」といってくれたのです。

私の病院へ移った篠﨑さんは漢方や気功を一所懸命やっていました。そうするうちに白血球が増えてきたので、ふたたび癌研へ戻りました。そして抗がん剤治療を終えたところで、外科の担当医から「このがんは取れる。手術をしましょう」といわれます。そこでまた奥さんが私のところへやってきて、「どうしましょう？」と迷っていましたので、私は手術を受けるようにすすめました。「手術したほうがいいですよ。こんな僥倖(ぎょうこう)はめったにないんだから」と。

手術は大成功でした。癌研のその外科医はとても腕のいい人で、大動脈のすぐ脇まできれいに病巣を取っていました。私から見ても、驚嘆すべき手術でした。

その後、篠﨑さんは社会復帰して、いまも元気ではたらいています。

この篠﨑さんは前述した『人生に何ひとつ無駄はない』を出版する前に、その原稿のもとになった『三十、四十歳台の働き盛りが手術できないガンと言われたら……』という冊子を自費出版しています。そのとき、私は推薦文を求められましたので、そのなかで篠崎さんの崖っぷちからの生還の秘密について触れました。その一部を引いておきます。

篠崎さんは、私にとって大事な大事な宝物です。虚空からの贈り物と言ってもよいでしょう。

なぜかって、篠崎さんのことを想い出すと、私の心はすがすがしく澄んでいきますし、その物語は、いつも私を癒してくれるからです。

もちろん私だけではありません。絶体絶命の崖っ縁から見事な生還をはたした篠崎さんの物語は聴く人にかならず勇気と希望を与えてくれることでしょう。

私はかねがね、将来、がんという病が克服される日が来るとすれば、それは遺伝子科学でも分子生物学でもなく、心が科学的に解き明かされて、客観的に、再現性をもってとらえられる日にちがいない、と思ってきました。この考えは今でも変わりません。

それほど、心は大事なのです。

篠崎さんの物語も、その中心に彼の心があることは間違いありません。さらに、その中心に親鸞聖人への深い帰依(きえ)があることもまちがいないでしょう。絶望の淵を覗き見たことによって、彼の菩提心が一気に高まり、自然治癒力が爆発したということは大いに有り得ることです。

しかし、それだけでは片づけられない何かが彼の場合には存在したような気がしてなりません。それは、病を得てからの多くのすばらしい人たちとの出会いのなかにあったようです。

まずは奥さんです。奥さんの内助の功には筆舌に尽くしがたいものがあります。いつも奥さんに密着してみていたわけではありませんが、いつもいっしょに診察室に入ってくる彼女の様子を見ていればわかることです。病を得たからこそ夫婦の絆が強固なものになったと考えれば、新しい彼女と、あらためて出会ったと考えてもいいでしょう。

それから、抗がん剤治療中でありながら、快く紹介状を書かれた癌研究会附属病院内科の山尾剛一先生（現在は、東京・池袋にある「タワーグランディア内科クリニック」院長）、また手術を担当した同外科の太田惠一朗先生（現在は国際医療福祉大学教授）との出会いもすばらしいですね。

そして、蓮光寺さんの本多雅人ご住職と、親鸞仏教センターの本多弘之所長をはじめとするスタッフの面々です。混迷の度を深めつづける現代社会を親鸞の教えによって救おうとする彼らの情熱にはいつも敬服しています。皆さん一様に生命力溢れる人ばかりです。

こういう人たちとのコミュニケーションのなかで、篠﨑一朗さんの自然治癒力が小爆発をくり返していき、遂には大きな爆発にいたったのではないでしょうか。

ホリスティック医学の世界的権威である、グラスゴーのデヴィッド・レイリー先生も、自然治癒力はコミュニケーションの中で生まれると言っています。

篠﨑さんと、そしてこの本との出合いによって、私たちも自然治癒力を爆発させようではありませんか。

こうしてみると、篠﨑さんの奇蹟にも近い目ざましい回復の理由として、いくつもの要因をあげることができます。

①病巣を小さくした抗がん剤の効果。
②非常にすぐれた医師たちとの出会い。
③奥さんやご家族の献身的な励まし。
④気功をはじめとする篠﨑さん自身の養生。
⑤彼の菩提寺である蓮光寺（東京都葛飾区、真宗大谷派）の住職・本多雅人さんとの心の交流。
⑥おそらくは、その本多住職を通じて知り合ったのでしょう、親鸞仏教センター（東京都文京区）のスタッフの人たちとのコミュニケーション。

篠崎さんの〝生還〟の背後には、そうした交流や養生を通じて得たパワーのようなものが感じられます。単なる奇蹟が篠崎さんの身に降臨したのではないのです。〈からだ〉を治す西洋医学と、〈こころ〉や〈いのち〉のポテンシャルを高める人や「場」との出会いが、きわめて理想的に結び合った結果であると見るべきです。

現在がんと闘っている患者さんたちも、篠崎さんの起死回生の生還劇から何かをつかみ取って〝希望の光〟としてください。

第四章

〈こころ〉を癒す

生きるかなしみ

西洋医学だけでなく中国医学も取り入れて自分の病院をスタートさせたものの、「中西医結合」だけでは〈こころ〉への配慮が十分でないと気づき、代替療法をとり入れ、統合医学、ホリスティック医学の方向へ向かうようになったことはすでにお話ししました。

がんは治りにくい病気で、再発するおそれもありますので、患者さんはつねに気持ちのどこかに不安を抱いています。腫瘍マーカーの検査結果に一喜一憂したり、死の恐怖に捕われたり、患者さんたちの〈こころ〉はつねに揺れ動いています。病と〈こころ〉のあいだにとりわけ強いつながりがあるのが、がんという病気であるといっても言い過ぎではありません。

乳がんの患者さんがふたりいたとして、進行状態もほぼ同じで、放射線療法や抗がん剤も同じように受けていたとします。そして、ふたりとも漢方薬や鍼灸も取り入れているとしたとき、西洋医学の観点からすれば、ふたりは似たような経緯をたどってよくなったり悪くなったりするはずです。ところが実際は、一方の患者さんはどんどんよくなるのに、もうひとりの人はだんだん悪くなっていく……ということがいくらでも見られます。

そんな症例を見ていて私が気づいたのは、やはり気持ちが明るく前向きな人のほうが治りが早いのではないか、ということでした。じっさい、明るく前向きの患者さんのほうがたしかに状況はいいようです。状況がいいから明るいともいえるわけですが、そうした傾向は見られます。

そうだとすれば、患者さんの明るく前向きな気持ちをサポートしていく必要があると考えた私は、ホリスティック医学協会の降矢英成医師（心療内科）に声をかけて〈こころ〉の専門チームをつくりました。西洋医学も中国医学も〈こころ〉を扱うのはあまり得意ではありませんから、新たに心理療法を採用することにしたのです。それが、私がホリスティック医学に踏み出すきっかけにもなりました。

そうして帯津三敬病院で心理療法チームが動き出しました。

ところが、いざ〈こころ〉の医療をスタートさせてみると、ふたたび、「どうもちがうな」という気がしてきました。明るく前向きな人のほうが治りがいいというのはどうも私の勘ちがいだったのではないか、と思うようになったのです。

どういうことかといえば、そもそも人間は明るく前向きにできていないため、「明るく前向き」というのは、じつはすごくもろい〈こころ〉のあり方ではないかと考えるようになったのです。別の言葉でいえば、「明るく前向き」というのはどうも表向きのタテマエなのではないかということです。

前向きな姿勢で病に取り組んでいる患者さんでも、ちょっと腫瘍マーカーの数値が上がったり、病巣が大きくなっていたりすると、がっくり落ち込んでしまいます。とたんに暗く後ろ向きになってしまうのです。担当医がひと言悲観的なことをいえば、患者さんの気持ちはドスーンと奈落の底へ落ち込んでしまいます。「今度の検査の結果はどうもあまりよくありませんね」といわれただけで、患者さんの顔にはサッと暗い影が射します。女性ですと涙ぐんだりします。

また、ふだんは明るくふるまっている患者さんでも、ひとり病室に残されたり、夜ひとりぼっちであれこれ考えたりしていると、どうしても気が滅入ってしまうことがあるようです。不安の底に突き落とされそうになってガバッとベッドから飛び起きたり、声を上げそうになったりという思いはよく耳にします。

そこで私は「どうも人間というのは明るく前向きにはできていないようだ。『明るく前向き』というのは人間の本来の姿ではないのではないか」と考えるようになりましたので、「患者さんの明るく前向きな気持ちをサポートする」という考えもすぐに撤回しました。

注意して周囲を見渡してみても、われわれはやはりかなしげにしていることのほうが多いように思います。何人かで酒を呑んでワイワイやっているときは別として、サラリーマンふうの男性がぽつんと電車のシートに腰をかけていたり、レストランでひとり食事をしている姿を見ると、みな、どこか寂しそうに見えます。ご本人とすれば、とりたててかなしいわけでもないのでしょうが、傍(はた)から見ると、どうしてもそう見えてしまうのです。

では、人間のこころはどういうふうにできているんだろうと、考えていきました。街のなかや電車のなかで人間観察をつづける一方、本もずいぶん読みました。そのとき行き当った一冊が、脚本家の山田太一さんの編んだ『生きるかなしみ』（ちくま文庫）と題するエッセイのアンソロジー（詞華集）でした。

山田さんはその序文に「断念するということ」という文章を寄せています。

「生きるかなしみ」とは特別のことをいうのではない。人が生きていること、それだけでどんな生にもかなしみがつきまとう。「悲しみ」「哀しみ」、時によって色合いの差はあるけれど、生きているということは、かなしい。いじらしく哀しい時もいたましく悲しい時も、主調低音は「無力」である。ほんとうに人間に出来ることなどたかが知れている。偶然ひとつで何事もなかったり、不幸のどん底に落ちたりしてしまう。

そして、この文章は——人間とはかなしい存在なのだから《せめてそのことを忘れずにいたいと思う》とつづいて終わります。

まさに山田さんのいうとおりだと思いました。だから私も患者さんたちに向かって、「人間とはかなしくて寂しいものだと決めようじゃないか」といっています。かなしさ、寂しさという〝原点〟に立って、そこから未来に向かって希望や生きがいを育てていこうじゃないか、というメッセージです。

かなしみを〝原点〟に据えるわけですから、腫瘍マーカーの値がちょっと上がろうと、一週間前のデータより少々悪くなっていようと、必要以上に落ち込むことはありません。たとえ今日は昨日より一歩後退したように見えようとも、明日は半歩前進しているかもしれないのです。

この本をお読みの患者さんたちにもどうかそうした心づもりをもっていただきたいと思っています。

「ときめき」を大事にしよう

〈いのち〉と同じく、〈こころ〉も目には見えず手で触ることもできません。脳科学者は「こころとは脳内現象だ」といいますが、実際のところは、〈こころ〉の謎はいまだに解明されていないのです。〈こころ〉の在処（ありか）はもちろん、そのメカニズムもわかっていません。

ただし、〈こころ〉には〈からだ〉と分かちがたいつながりがあることは確かです。強いストレスがつづくと胃が痛み、悪くすれば胃潰瘍になってしまう現象ひとつとってみても、それはわかるはずです。グッと怒りがこみ上げてくると身体が硬直し、こめかみのあたりにどくどくと血液が流れ、呼吸が乱れたり顔面が硬直したりします。極度に緊張すると肩が張ったり、胃がチクチクしたり、手足が冷たくなったりするのはだれもが経験済みのことでしょう。逆に、ひと仕事終えて好きなつまみを肴に、お酒を一杯キュッとやるときはゆったりと落ち着いた気分になり、呼吸も楽だし手足も温かくなってきます。

このように〈こころ〉と〈からだ〉には強い相関関係があります。

しかも、こころの状態は一定ではありません。

私にしても不安や心配事を山ほど抱えているときがあります。現在の新しい病院を建てるにあたって莫大な借金をしたときなど、私一代ではとても返済できる見込みはありませんから、「いったいこんな無謀なことをしてよかったのだろうか」という重圧を感じたものです。しかし、そんななかにあっても希望や生きがいは感じていました。

患者さんたちを見ていても、その日の病状やデータに一喜一憂したり、死の不安に襲われたり、またそれを克服したり……と、こころには大きな波、小さな波が打ち寄せます。ちょっとしたときめきがあると明るく前向きな気持ちになりますが、人間はいつも明るく前向きではいられませんから、また気分が沈んできます。

結局われわれは、かなしみ↓希望（ときめき）↓かなしみ↓希望（ときめき）……といった

〈こころ〉の循環を繰り返しながら、〈いのち〉の駒を進める存在なのではないでしょうか。

このように不断に循環しているのが〈こころ〉だとすれば、「人間とは、本来かなしくて寂しい存在なんだ」と、その根底をしっかり思い定めることがますます大切になってきます。その基礎工事ができれば、もうそれ以上はかなしくなりませんから、安心してそこに希望の種をまくことができます。そして、その希望の種が芽を出して花を咲かせれば、ふたたび〈こころ〉はときめいてくるはずです。

また、「われわれ人間は孤独でかなしい存在なのだ」というベースがしっかりしていれば、多少悪い出来事が起こっても大きく気持ちが揺らぐことはありません。「明るく前向きに生きなければ」と思って、人間が本来もっている不安やかなしみや寂しさに覆いをかぶせ、無理やりつくり出した明るさとはちがいますから、そこから生まれたときめきには芯がありま す。だから、しぶとくなれます。また、ちょっとした出来事からも喜びや感動をもてるようになれます。すると、そこからさらに希望や生きがいも生まれてくる、という好循環に入ることができるかもしれません。

希望や生きがいといっても、なにも高望みする必要はありません。〝高嶺の花〟でなくてもいいのです。もっと現実的で、達成可能な希望や生きがいをもつことが大事だと思います。

私は、患者さんたちがどんな希望や生きがいをもっているか、聞いてみたことがあります。

いろんな答えが返ってきました。

ある人いわく、「もう一度、家族で海外旅行をしてみたい」。あるいはいわく、「少しでもいいから土の上を歩いてみたい」。別の患者さんいわく、「どんなことでもいいからだれかのお役に立てるようになりたい」……と。

「今日よりももっといい明日がある」と願うだけでもいいのです。それがすぐには果たせなくても、希望をもちつづけることです。そうしたこころのあり方が、がんの患者さんたちにとってはとても大切です。

あえて繰り返します。〈こころ〉の大事なあり方は、つぎのふたつです。

①生きるかなしみに思いをいたすこと。

②それをベースにして、希望や生きがいやときめきをもつこと。

この姿勢は医療者にも要求されます。生きるかなしみに向き合っていないような人は医療者とはいえません。そういう人は生きるかなしみをわかっていないため、ときめきの重さもわかりません。だから、シレッと余命を宣告したり、「この薬が効かなくなったらもう手の打ちようはありません」などと無神経なことをいったりして患者さんたちを奈落の底へ突き落すのです。

「おい癌め酌みかはさうぜ秋の酒」

がんにかかったときの〈こころ〉のありようは人によってさまざまです。

食道がんで亡くなったエッセイストにして俳人の江國滋さん（作家・江國香織さんのお父さん）は、がんの告知を受けた夜、

《残寒や　この俺がこの俺が　癌》

とよんでいます。「残寒や　この俺が　この俺が癌」とも読むことができますが、右のように読んで、下五にたった一語「癌」と置いたほうが、インパクトが強いように思いますので、そう読んでおきます。

そして、身体の一部になってしまったがんについに敗れたことを知ったときはこんな句をつくっています。

《おい癌め　酌みかはさうぜ　秋の酒》

これが江國さんの辞世の句になりました。この句をタイトルにした闘病記（新潮文庫）は壮絶無比の記録ですが、その向こう側にはやはり作家のこころが透けて見えます。

「この俺がこの俺が　癌」という句からは、がんを告知された人の万感の思いが伝わってきます。自分ががんになったのが信じられない、また信じたくない、よりにもよってなぜこの

おれが――という怒りのようなものがうかがえます。

そのがんと闘って、どうも勝てそうもないと悟ったときは、「おい癌め」と憎々しげに呼び捨てながらも、「秋の酒でも酌みかわそうぜ」とよんでいます。なにか諦念のような思いが伝わってきます。

がんを克服した患者さんのばあいは少々ニュアンスがちがってくるようです。直腸がんから生還した俳人・石寒太（いしかんた）さんはこんな句をよんでいます。

《怖るるに　足らぬ癌なり　桃の花》

《楸邨（しゅうそん）の　いそぐなよのこゑ　春疾風（はるはやて）》

二句目に出てくる「楸邨」というのは、石さんの俳句の師である加藤楸邨さんをさしています。「死に急ぐなよ」という師の声が聞こえたというのです。病床にあるときはこうした師の面影や、家族、友人たちの励ましが力になるものです。自分ひとりではない、みんなも応援してくれている、という思いが大きな支えになるのです。

ちょっと古いデータですが、がんと〈こころ〉の関係を考えるうえで何かのヒントになるかもしれないので、イギリスのキングス・カレッジ病院（King's College Hospital）でおこなわれた「乳がん患者の研究」結果を掲げておきましょう。これは闘病中の患者さんの心理状態が術後の経過にどんな影響を及ぼすかを調査したものです。六十九人の乳がんの患者さんを

〈こころ〉のもちようによって四つのグループに分けています。

①否認型＝がんという診断を信じようとせず、手術についても「予防的におこなっているものだ」と考え、こころの動揺があまり見られない人たち。

②闘争型＝「がんと闘おう」という気持ちが旺盛で、がんに関する本を積極的に読んだり、医師に質問したりして、がんに打ち勝つためならなんでもやろうと構えている患者さんたち。

③自制型＝がんという診断を受け入れ、当初は落ち込むけれど、その後はできるだけ病気について考えないようにしているグループ。

④絶望型＝がんになったことに絶望し、希望を失ってしまった人たち。したがって闘病中もこころは不安定なままである。

四つのパターンに分類された患者さんたちの五年後の生存率を追跡すると、以下のような結果が得られたといいます。

①否認型＝九〇％
②闘争型＝九〇％
③自制型＝六九％
④絶望型＝二〇％

六十九例と、サンプル数がやや少ないので一概にはいえませんが、しかしこの研究からも〈こころ〉の状態が〈からだ〉に影響を及ぼすことはわかると思います。少なくとも、がんに打ちひしがれ絶望的になってしまう（④のケース）のは好ましくない、ということは明らかです。

このデータによれば、「がんと闘おう」という②の闘争型の結果がいいようですが、私の経験からすると、がんをねじ伏せてやろうと過剰に力みすぎるのはどうか、という疑問も残ります。というのも、一所懸命に治療に取り組んでいる人ほど、再発すると落胆の度合いが強く、立ち直れなくなってしまうケースが見られるからです。

そういうタイプの患者さんは、万が一がんが再発したばあいは、「あんなにがんばってきたのに、なぜだ？」と考えるのではなく、「あれだけがんばってきたから、この程度で済んでいるのだ」というふうに発想を転換するこころの余裕のようなものが必要だと思います。

人間のこころもゴムひものようなものなのです。いつもピーンと張ったままでは生きてはいけません。それでは長いあいだに伸びきってしまい、ゴム（こころ）としての用途を果たせなくなってしまいます。たまには緊張をゆるめて、くつろいだほうがいいでしょう。そうしてこそ、人生も生きいきしてこようというものです。

こころを癒す心理療法

〈こころ〉のありようが大事ながん治療では、心理療法が重視されます。この心理療法にはたくさんの種類がありますので、ここでは主なものについて説明しておきます。いずれも気持ちを穏やかにし、こころを平安に保つ療法ですので、自分の好みに合ったものを見つけて、それを毎日一定の時間つづけていけば、自然治癒力も高まっていきます。そうすれば、これと併用する他の治療法の効果も上がっていくはずです。

●リラクセーション

文字どおり、心身をリラックスさせる療法です。〈こころ〉と〈からだ〉の緊張を解きほぐして症状を和らげ、治癒力を回復させるのが狙いです。ただ、いきなり「リラックスしてください」といわれても、なかなかうまくリラックスできるものではありません。かえって緊張してしまう人もいるでしょう。そこで、この方法ではいろいろな技法を使ってリラックスした状態をつくり出します。

代表的なものは「漸進的筋弛緩法（ぜんしんてききんしかんほう）」です。筋肉に力を入れたりゆるめたりする動作を繰り返すのです。筋肉をゆるめると、身体からすっと力が抜けてリラックスした状態になります。その感覚をしっかり味わって体得することを眼目としています。

私たちの身体をコントロールしているのは自律神経といいますが、これには交感神経と副交感神経があります。この両者のバランスがホメオスタシス（homeostasis。身体の恒常性）を維持しているのです。

交感神経は、身体を緊張させたり興奮させたりする状態にもっていくはたらきをしています。たとえば、運動するときは大量の血液が必要ですから、この交感神経が大活躍をします。一方、副交感神経は、昼間の活動やストレスで受けたダメージや疲労を回復し、本来の元気な身体に戻すことを主な役割としています。心臓の鼓動をゆるめ、血圧を下げ、筋肉をゆるめます。リラクセーションは、その副交感神経のほうの活動を活性化させようというのです。

ちょっと衒学的になりますが、リラックスというのは「ふたたびゆるめる」という意味の英語です。日本語の「ゆるめる」という言葉は「ゆるす（許す）」と語源がいっしょです。『源氏物語』「若菜上」に「猫の綱ゆるしつれば」とあるように、「ゆるす」という言葉は張りつめたものをゆるめること、同時に過ちなどをとがめないことを意味しています。したがって「リラックス＝ゆるす」というのは、こころの底にトゲのように刺さっているこだわりを許し、身体の奥底に居坐っている緊張感をゆるめ、心身ともにゆったりゆるやかな状態にすることだと考えていいでしょう。身体のなかの細胞一つひとつにやさしい声をかけ、凝り固まった不安感や心配事を取り除いて「安心」に変えていくわけですから、このリラクセーションこそ、以下に述べる心理療法全般に通じる方法だということができます。

●瞑想

瞑想法にはさまざまな方法がありますが、ラクな姿勢をとって坐り、身体をリラックスさせて目を閉じ、腹式呼吸をしながら「ありがとう」とか「明日は今日よりもっとよくなる」といった言葉をこころのなかで何度も唱えるのが代表的な手法です。そうすることによって、だんだん深い意識に入っていくのです。

それを十分から二十分つづけます。その最中には雑念が浮かんでくることがあるでしょうが、それは無視してつづけることがポイントです。

これも交感神経と副交感神経のバランスを整えることを目的としています。瞑想状態にあるときは脳波がα（アルファ）波になることが多く、そうなると治癒力も高まりやすいとされています。

この瞑想法を自分ひとりでやるばあいは、部屋を暗くしてロウソクの炎を見つめたり、好みの香りを漂わせたり、あるいは癒し系の音楽を流したりすると、比較的、雑念も混じることがないため、深い意識の状態に入りやすくなると思います。

●カウンセリング

改めて説明するまでもなく、カウンセラーが患者さんと面談して、患者さんの抱える心理的な問題点を明らかにし、双方の協力によってその問題を解きほぐしていく方法です。

カウンセリングの技法については専門的な知識が必要ですし、相談者の心理的問題点もさまざまですから、これを解説するのはちょっとむずかしいのですが、つぎのように考えていただけばいいと思います。

私たちは毎日いろいろな経験をし、さまざまなことを考え、感じています。それが溜まりつづけると〝こころの便秘〟のようなものを起こします。すると、気が晴れない、なんだかモヤモヤする、気持ちが重くなる……といった状態におちいります。そんなとき、自分が感じているモヤモヤをだれかに聞いてもらうと、急に肩の荷が下りたような気分になります。

それと同じように、相談者がカウンセラーにこころの鬱積を語り、またカウンセラーにもつれた糸のようなものをほぐしてもらうと〝こころの便秘〟が解消されるのです。じっさい、相談者も部屋へ入ってきたときとは打って変わって明るい表情で帰っていくことがあります。

ここがカウンセリングのキー・ポイントです。

●イメージ療法

〈こころ〉と〈からだ〉の相関関係を利用して、イメージによって苦痛を軽減したり、治癒力を高めたりする療法ですが、これについては次節で触れます。

●音楽療法

音楽を聞いたり、歌ったり、演奏したりすることで健康の回復をはかり、創造的に生きる喜びを分かち合う療法です。音楽を聞いていると（受動的音楽療法）呼吸が落ち着いてきたり、脈拍が下がったりする一方、仲間といっしょに歌ったり演奏したりしていると（能動的音楽療法）身体機能が高まり、こころがときめいてきます。そうした音楽の力を利用した療法だと思ってください。

人間がいちばんいい表情をするのは楽器を演奏しているときだといわれています。それは音の世界にすっぽり包まれて、まさに没我の境地に入るからでしょう。そういうときは〈いのち〉のエネルギーがグッと高まります。音楽療法は音楽のそうしたメリットを活用した療法です。

第一章で、「この街で」という歌をご紹介して、それが病院中に広がったといいましたが、患者さんたちがみんなで声をそろえて「この街で」を口ずさんでいるときはとてもなごやかです。みなさん、リラックスして見えます。

●アロマセラピー

厳密にいえば、植物・自然療法に区分されますから、心理療法というわけではありません。しかし、ご存じのように植物の芳香揮発成分である精油（エッセンシャル・オイル）を用いてストレスを解消したり、心身をリラックスさせたりする療法ですから、先のリラクセーションや瞑想と同じような効果を生みます。

サイモントン療法に見る〈こころ〉のあり方

イメージ療法といえば、アメリカのカール・サイモントン博士がよく知られています。サイモントン博士はがん専門の開業医をしていましたが、大勢の患者さんを診ているうちに、がんの治療には心理的要素が強くはたらいていることに気づきます。そこで、サイコセラピストをしていたステファニー夫人といっしょにリラクセーションや瞑想を取り入れた独自のイメージ療法を開発したのです。それが「サイモントン療法」と呼ばれるイメージ療法です。

白血球ががん細胞を攻撃するイメージを思い浮かべたり、がん細胞を撃破している絵を描いたりして、実際にがんの病巣を縮小させるというのが特徴です。白血球ががんをパクパク食べていくイメージ、溶鉱炉のなかでがん細胞が溶けていくイメージ、剣豪ががんをバッタバッタと切り捨てていくイメージ……そうしたイメージを思い浮かべることによって免疫力が高まるから、がん細胞も小さくなっていく、とサイモントン博士は指摘しています。

サイモントン療法を応用して劇的な効果を上げたケースとしてはギャレット少年（九歳）

の症例がよく知られています。

ギャレットくんは脳に悪性腫瘍ができ、それが神経を圧迫して左半身の麻痺を引き起こしてしまいます。ところが、その腫瘍は脳の深いところにあったため、「手術はできない」と診断されてしまうのです。そのとき出会ったのが、カンザス州でクリニックを開いていたパトリシア・ノリス（Patricia Norris）という医師でした。

当時は映画「スター・ウォーズ」がヒットしていて、ギャレットくんもその大ファンであることを知ったノリス医師は、がんをエイリアンに見立て、それをギャレットくんの乗った宇宙船が撃退するという絵を描かせました。もちろん、一回かぎりではありません。少年のイメージをふくらませるために毎日毎日、絵を描かせ、しかも細部をどんどん具体的にするように指導しています。さらにノリス医師は戦闘場面の擬音効果をテープにおさめ、それを部屋に流して、「敵は簡単に倒せる相手ではないぞ」ということをギャレットくんに教え込み、集中力を高めていったといいます。

そして一年後——CTスキャンで調べてみると、ギャレットくんの脳にあった悪性腫瘍の影がすっかり消えていたといいます。

こうしたサイモントン療法はだれにでも劇的効果を上げるというわけにはいきません。しかし、免疫力や自然治癒力を高める効果があることはギャレットくんのケースが証明しています。

このサイモントン療法をおこなうとき、患者さんが日本人のばあいは「がん細胞を攻撃する」といったアグレッシブなイメージより、「がん細胞が小さくなって消えていく……」というイメージ、あるいは「病気が治っていく」というイメージのほうが頭に描きやすいし、効果も上がるといわれています。これはおもしろい現象だと思います。おそらくそこには、草食と肉食といった日米間の文化的差異が横たわっているのだと思います。

ある患者さんはつぎのようにいっていました。――大自然に溶け込むようなイメージを思い浮かべると、自分も自然の一部なのだということを〈からだ〉が思い出して、川の流れに身を任せる一枚の葉っぱになったようで、とても気持ちがいいのです、と。

別の患者さんは――自分の病気が治って家族いっしょに花見をしたり、海水浴に行ったり、みんながなごやかに暮らしている光景を思い描くとなんだか安心するのです、といっていました。

この療法をおこなうとき肝心なのは、自分にとって肯定的なイメージを思い浮かべることです。そのなかで、自分自身や自分の身体の特定の部分と対話をかわしながら、大きなものに守られているような安心感を得ると、われわれが備えもっている自然治癒力が引き出されてくるといいます。

イメージ療法を確立したサイモントン博士は、来日するとかならず川越の私の病院へもやってきて、いいお話をしてくれます。あるとき彼が患者さんの〈こころ〉のあり方としてあげたのは、つぎの三点でした。

①かならず治るという信念をもつこと。

②人生の意義を考え直すこと。そして、そうした作業は自分自身でしかできないと認識すること。

③昔の言い伝えや古代の知恵と呼ばれるものにこころを開くこと。

サイモントン博士からの注意をひと言だけ付け加えておけば——①の「かならず治るという信念」は、前に述べた「乳がん患者の研究」における「闘争型」とはちょっとちがうということです。博士はそれを「健全思考型」と呼んでいます。

たとえば、「乳がん患者の研究」における「絶望型」の患者さんが「自分は二年以内に死ぬだろう」と考えるとすれば、「闘争型」の人は「自分は二年後もかならず生きている」と考えます。ところがサイモントン博士がいう「健全思考型」の患者さんは、つぎのように考えるというのです。「二年後に生きているかもしれないし、そうでないかもしれない。しかし、自分の行動によって何か大きな変化を起こせることは確かである」と。

先に引いた博士の言葉（第一章参照）——、

がんという病気を克服するには、絶対生き抜いてみせるぞ、という強い信念が必要だ。しかし、その気持ちだけでは執着になってしまい、むしろ逆効果だ。限りあるいのち、いつでも死ねるぞ、という気持ちも傍らに置いておきたい。

これも同じことをいっているのです。私も患者さんたちには、できることなら「健全思考型」のこころをもっていただきたいと願っています。

カントもすすめる「笑い療法」

病と治癒の心身相関関係については、やや毛色の変わったものとして「笑い」の効果も知られています。笑いによって自分の膠原病を治したアメリカの医療ジャーナリスト、ノーマン・カズンズ（Norman Cousins）の『笑いと治癒力』（岩波現代文庫）という本でよく知られるようになりました。

膠原病の一種である強直性脊椎炎という難病にかかったノーマン・カズンズは痛みのためにまったく動けなくなってしまい、医者からは「治る確率は五〇〇分の一」と診断されます。ところが彼は気分のいいとき、とりわけ腹をかかえて笑ったあとはしばらくのあいだ痛みが消えていることに気づきます。そこでジャーナリスト仲間のプロデューサーに頼んで、日本でいう「どっきりカメラ」の傑作選やマルクス兄弟（アメリカの喜劇俳優兄弟）の映画フィルムを送ってもらい、みずから「笑い療法」をはじめます。

彼はこう書いています。

《効果はてき面だった。ありがたいことに、十分間腹をかかえて笑うと、少なくとも二時間は痛みを感ぜずに眠れるという効き目があった。笑いの鎮痛効果が薄らいでくると、わたしたちはまた映写機のスイッチを入れたが、それでもう一度しばらく痛みを感ぜずにいられることが多かった。【中略】笑い（および積極的な情緒一般）がわたしの身体に化学作用をおよぼしていると信ずるのは、どの程度科学的なのであろうか》

こうした状況に興味を抱いた主治医が、笑う前と笑ったあとで炎症値がどのように変化するかを調べたところ——なんと、赤血球沈降速度という炎症を測る検査で実際に症状が改善されていることが判明したのです。

強直性脊椎炎を克服したカズンズはその後、今度は心筋梗塞に襲われ、血管のバイパス手術で一命を取りとめますが、このときも「笑い」の効果を活用して困難な事態を切り抜けています。

カズンズは、希望や愛、陽気さや生きる意志といったあらゆる肯定的な感情の象徴が「笑い」であるといっています。笑いには新鮮な空気を体内に取り込む効果がありますから、考えようによってはきわめて自然な呼吸法なのです。身体に悪かろうはずがありません。

謹厳実直を絵に描いたような哲学者のカント（Immanuel Kant）も「笑い」について同様の意見を述べています。なにやらほほえましくなってくる一節ですので、〝ご愛嬌〟までにご紹介しておきましょう。カントが「笑い」の効果について触れているのは、『判断力批判』（河出書房新社「世界の大思想」第十一巻所収）という本のなかです。

《身体のうちに促進された生命の営み、内臓や横隔膜を動揺する情緒（笑いの衝動や作用・帯津注）、一言でいえば健康感が愉快を形づくり、そしてこの愉快は、精神をとおしても身体を動かすことができ、精神を身体の医師として使いうることについて、感ぜられる》（§54）

大哲学者のカントがこういっているからといって、なにも無理をしてでも笑うほうがいいといいたいのではありません。人間とはそもそもかなしい存在なのですから、笑うことばかり心にかけていることはできません。つらいときやかなしいときは泣いてもいいし、ため息をついてもいいのです。でも、笑いにも治癒力があるというのは患者さんにとっても何か役立つことがあるのではないかと思います。

とにかく、病気であろうとなかろうと、私たちが生きていくうえで〈こころ〉のあり方は大事です。まして、がんの患者さんにとっては〈こころ〉の状態を軽んじることはできません。いくらいい治療を受け、自分でも一所懸命に食事療法や気功に励んでいても、悩みごとや不安感にさいなまれていたら治療や日々の努力も台無しです。効果は半減してしまいます。

その意味でも、先ほど指摘した〈こころ〉のあり方は重要ですので、あえてもう一度繰り返しておきます。
①生きるかなしみに思いをいたすこと。
②それをベースにして希望や生きがい、ときめきをもつこと。
この二点を忘れないようにしてください。

第五章

〈いのち〉を高める

われわれの身体には「いのちの場」がある

〈からだ〉〈こころ〉ときたあとは、〈いのち〉です。

私は西洋医学に限界を感じてから「いのちとは何なのだろう?」と考えるようになりました。そして、その答えを求めつづけていましたが、〈いのち〉も〈こころ〉と同じで、目には見えないし手にも取れません。とても漠然としていて、なかなか〝正解〟に手が届きませんでした。

そんなある日、私は「そういえば、あの隙間は何だろう?」と、ふと疑問に思いました。「あの隙間」というのは、がんの手術についてお話ししたとき（第三章参照）、身体のなかにはたくさんの空間があるといった、あの隙間です。腹膜と臓器、肺と肋膜、肺と心臓、横隔膜と肝臓、肝臓と胃……といったぐあいに臓器と臓器のあいだにはたくさんの隙間がありま す。むしろ隙間だらけ、といったほうがいいでしょう。

長年、外科医をしてきた私は毎日のように身体のなかをのぞき込んでいましたから、ふと、「あの何もない隙間というのは何だろう」と考えたのです。そして、あそこにはなにか〝つながり〟のようなものが存在するのではないかと思い当たりました。何もない空間ですが、まったく無意味な隙間とは思えなかったのです。あの隙間があるからこそ手術もできるわけです。あの空間がなく、ソーセージのように臓器がびっしり詰まっていたら手術などできません。何か意味があるにちがいない……と考えていって、あの空間こそ、目には見えない〝つながり〟の役目を果たしているのではないかと直観したのです。

電線が張りめぐらされている光景を思い浮かべてみてください。あれと同じように、身体のなかの隙間にも目に見えないネットワーク網が張りめぐらされていているのではないか、そしてそこにわれわれの〈いのち〉と呼ばれるようなものが宿っているのではないか……なんとなくそう思うようになりました。

それが、自分の病院をつくって間もなくの一九八五、六年のことだったと記憶しています。〈こころ〉も〈いのち〉も現代科学ではまだ解明されていませんから、〈いのち〉の在処(ありか)といっても、それはあくまでも私の思い込みにすぎません。しかし、そう間違ってはいないのではないかという思いも一方ではありました。

そんなことを考えている時期に読んだのが東大名誉教授・清水博先生の『生命を捉えなおす』(中公新書)という本でした。そのなかで清水先生は「生命とは秩序を自己形成する能力である」という趣旨のことをお書きになっていました。

じっさい、われわれの身体には「秩序を自己形成する能力」があるから、病気になっても、そこから回復できるのです。逆にいえば、その「秩序を自己形成する能力」がなんらかの理由で衰えると、秩序が乱れ、身体に障害が生じ、それが病気というかたちで外にあらわれるのではないか？　そうだとすれば、病気というのは〈いのち〉の秩序になんらかの歪みが生じた状態といえるのではあるまいか……。

そう思いはじめると、どうしても清水先生からお話をお聞きしたくなって東大の研究室をお訪ねしました。すると、先生は開口一番、「あなたは東洋医学とは何だと思いますか？」といわれました。そのとき私は、「東洋医学はエントロピー（Entropy）の医学だと思います」と答えました。

エントロピーというのは熱力学の用語です。ひと言でいえば、物事の秩序が乱れることです。形があるものはかならず壊れるし、部屋だって掃除をしないで放っておけば埃がたまります。すべてのものは自然にエントロピーが増大していくのです。われわれの身体だってそうです。放っておけばエントロピーが増大するから、そうならないために、大小便だとか息だとか汗といったかたちで、日々生じてくるエントロピーを体外に放出して秩序を保っているのです。中国医学では漢方も鍼灸もこの排泄ということを重視していますから、先生から「東洋医学とは何か？」と質（ただ）されたとき、とっさに「エントロピーの医学だと思います」と答えたのです。

清水先生はそんなことは先刻ご承知ですから、「それはそうかもしれないけれど、私は、東洋医学は『場』の医学だと思いますよ」といわれました。

先ほどお話ししたように、私は「身体のなかのあの隙間は何なのだろう?」「〈いのち〉のネットワークのような役目を果たしているのではないだろうか?」と考えるところまできていましたから、清水先生から「場」といわれたとき、ピンとくるものがありました。

まず頭にひらめいたのは「電磁場（でんじば）」です。

電場というのは電気の力が作用する空間です。磁場というのは磁界が存在する空間です。両方合わせて電磁場と呼びますが、その「場」に発する電磁波はわれわれの周りを幾重にも幾重にも取り巻き、重層的に走っています。外に出れば高圧線や携帯電話があり、家のなかにはテレビや冷蔵庫など家電製品があふれていて、私たちの暮らしのなかは電磁波だらけなのです。

電磁波は目には見えませんが、光と同じく一秒間に三十万キロ（地球を七周半）のスピードをもって一種の「エネルギーの場」を形成しています。

同様に、私たちの身体の空間のなかにも「生命場」とでも呼ぶべき「場」があって、そこに〈いのち〉のエネルギーがあふれているのではないか、というのが「場」についての私のイメージでした。

清水先生のお考えもそう隔たっていないことは『場の思想』（東京大学出版会）という本を

読めばわかります。先生はこうお書きになっています。

《場とは何かを聞かれたときに、私は次のように答えることが多い。「あなたの体をつくっている細胞の一つを想像してください。その細胞があなたの生命――あなたの体全体に宿っている生命――をどのように感じるでしょうか。あなたがその細胞になったつもりで考えてください。そのときにあなたが感じるもの、それが場なのです」。分かりやすく言えば、場とはこの場合は自分を包んでいる全体的な生命の活き(はたらき)のことである》

小さな小さな細胞のひとつが、自分もその一部である臓器を見上げ、さらにその臓器をふくむ身体全体を見上げたとき、どんな感じがするでしょう？　極微(ごくび)の細胞にしてみれば、自分が見上げた身体をエネルギーに満ちあふれた大宇宙のように感じるのではないでしょうか、ちょうど私たちが無限の宇宙を想像したときめまいを覚えるような感覚で。

清水先生は、それこそが「場」であり、「場」の医学の根本思想だというわけですから、私のように身体内の空間に〈いのち〉のエネルギーが満ちあふれているのではないかと考えても間違いではないと確信することができました。

われわれの〈いのち〉は宇宙ともつながっている

話が硬くなってしまいましたが、もう少しつき合ってください。

私たちは皮膚一枚で自分を包み込み、そうして他人や周囲の物と自己を区別していると思っています。ところがじつは、われわれは〝閉ざされた存在〟ではないのです。顕微鏡をのぞいて見ればわかりますが、皮膚は穴だらけです。内臓の肺や胃だって、厳密にいえば外界とつながっているのです。そう考えると、「私は私である」とばかりもいっていられなくなります。なぜなら、「私」の〈いのち〉のエネルギーは「他者」の〈いのち〉のエネルギーとつがっているし、自分が身を置く外界、つまり環境のエネルギーともつながっているからです。

私はいま川越市にいます。川越は日本にあり、日本は地球上にあります。その地球は太陽系にあり、太陽系は銀河系のなかにあります。この銀河系にはなんと三〇〇〇億個の星があるといわれていますが、そんな銀河系と同じようなサイズの星雲がこの宇宙にはさらに三〇〇〇億個もあるといいます。気が遠くなるような話です。巨大な宇宙は計り知れないほどのエネルギーを有しています。そんな宇宙のエネルギーがわれわれを包み込み、皮膚の穴を通じて私たちの体内のエネルギーと交流していると考えれば、宇宙のいのちの一部は私のなかにも宿っているといえるでしょう。

逆に、われわれの〈いのち〉のエネルギーは無限大の宇宙のエネルギーとつねに交感しているのです。

では、こうした〈いのち〉という視点から医療の現場を振り返ると、どうなるでしょうか？

患者さん中心にして、まず家族や友人がいます。患者さんは病気にかかっているわけですから、その周りには医療者がいます。医師、看護師、鍼灸師、薬剤師、心理療法士、栄養士、検査技師……といった人たちです。それが病院という「場」を形づくっているわけですが、その病院という「場」は日本という「場」に、さらには宇宙という「場」にもつながっていきます。すべてが患者さんの〈いのち〉となんらかの〝つながり〟をもっているのです。したがって、すべての関係者、すべての環境が患者さんの〈いのち〉にはたらきかけ、そして患者さんの治癒力を高め、病を克服できるように力を合わせていく……。それが〈いのち〉のレベルの医療であると、私は考えています。

そして、それこそがホリスティック医学の真の姿である、とも思っています。

そう考えると、西洋医学中心の二十世紀の医療だけではどうもぐあいが悪くなってきます。何度も指摘してきたとおり、西洋医学は身体を修理することにしか注目しないからです。それではまったく不十分です。けっして〈いのち〉のレベルにまで到達することはできません。

〈いのち〉にはたらきかける代替療法

そこで登場するのが〈いのち〉にはたらきかける療法、すなわち代替療法です。ごく手短にいえば、「代替療法とは、西洋医学以外の治療法である」と定義することができます。

代替療法が求められる理由は、がんやアトピーなど、難治性疾患と目される病は〈からだ〉だけの病気ではなく、多かれ少なかれ〈こころ〉や〈いのち〉に関係する病気だからです。「癒し」が要求されるそうした病にたいして、「治し」をメインとする西洋医学だけで対処しようとすると、どうしても〃駒不足〃におちいってしまうのです。

じっさい、欧米では一九六〇年から七〇年代にかけて、がんやアトピーに手を焼いている西洋医学を見て、「待てよ！」と思う人たちが出てきました。「待てよ！　この世の中、西洋医学だけではないぞ。漢方にしろ、インドのアーユルヴェーダにしろ、西洋医学以外にもたくさんの医学があるではないか。そういった療法の手を借りてみるのも一策ではないか？」と。そうしてヨーロッパにおいては「補完医療」、アメリカでは「代替療法」と呼ばれるジャンルが注目されるようになったのです。

とりわけアメリカは〃代替療法の先進国〃で、十を超える州で代替療法にも保険が適用されていますので、国民の半数近くが代替療法を受けたり、みずから実践したりしているといわれます。年間の医療費も、西洋医学による治療への支払いより代替療法に使う費用のほうが多いというデータもあります。さらに、「ヘルシー・ピープル（Healthy People）」というがん対策の国家プロジェクトも進められていて、そこでは以下のようなスローガンが唱えられているといいます。

●たばこを吸わない。
●野菜を一日あたり三五〇グラム以上摂取する。
●これまでより一日あたり一〇〇〇歩多く歩くように心がける。

そうした国家的な取り組みが功を奏して、アメリカでは二十年ぐらい前から、がんの罹患者数が一貫して減りはじめています。日本の罹患者数が横ばいで終始しているのとは対照的です。

その意味でも私は、日本でも代替療法がもっと注目されていいはずだと考えています。

たとえば、身近なところでは温泉があります。「湯治」という日本の伝統は最先端の予防医学といってもいいでしょう。ドイツにはクアハウス（Kurhaus）と呼ばれる湯治施設がたくさんあって、医師の指導のもとにおこなわれる温泉療法には医療保険が適用されているわけですから、温泉は立派な代替療法です。それにもかかわらず、近年の日本では「湯治」という考え方をほとんど放棄してしまった結果、経済的には発展したのにとても病人の多い国になってしまいました。

世界的に代替療法への関心が高まっているなか、日本はその研究および普及が遅れているのが現状です。その大きな原因は、西洋医学に立脚する医師たちが「エビデンスのない療法は認めない」という姿勢をなかなか崩さないところにあります。もっとも、私が「荒野のガンマン」を自称していた三十年前とくらべれば事情はだいぶ改善されてきましたから、代替療法が燎原の火のように広まっていく希望だけは捨てていません。

もうひとつ指摘しておきたいのは、こういったからといって西洋医学を否定しているわけではないということです。何度もいうように、西洋医学は「治し」という観点からすれば他の追随を許さない水準と技術をもった医療ですから、がんであれ何であれ、診断がついたそのときから、西洋医学と同時進行で代替療法をはじめるのがベターであり、ベストであるというのが私の考えです。

代替療法の選び方

具体的に代替療法をご紹介する前に、代替療法を選ぶときのポイントについて記しておきます。

代替療法の数は文字どおり星の数ほどありますから、自分に合うものをじっくり選んでいくことが肝心です。以下は、そのためのガイドラインとして参考にしていただきたいと思います。

①エビデンスの不足は直観で補う。

現代では、西洋医学が発展すればするほど代替療法の種類が増えてくる傾向が見られます。なぜかといえば、代替療法が扱う〈いのち〉という現象が複雑だからです。科学が検証しえた生命（いのち）や精神（こころ）の領域はごく一部にすぎません。検証できていない手つかずの領域がまだ膨大に残されています。そのために、直観や経験にもとづく代替療法がつぎからつぎへと登場してくるのです。

しかし、当然のことながら、西洋医学的な意味でのエビデンスは乏しくなります。そのため、「絶対に効く」と断言することはできません。でも、エビデンスが乏しいのは代替療法の責任ではなく、未熟な科学の側の責任なのですから、これをもって代替療法を低く見るのはまったく当たりません。

アンドルー・ワイル博士の言葉を思い出してみてください。

●絶対に効かないという治療法はない。
●絶対に効くという治療法もない。

●重要なのは治療に対する信仰心である。

代替療法に関しては、こういう患者さんのばあいはこの療法、といったぐあいにマニュアル化することはむずかしい側面があります。そこで私は患者さんの意向を聞き、いろいろある代替療法のなかから、その人が「これならやれる」というものを選択して、すすめています。

そして、療法をはじめるときはかならずこう説明します。「これはけっして〝特効薬〟でありませんから、あまり過大評価しないでください。とはいっても、なにか一歩前に出してくれる可能性は秘めています。その可能性を期待しながらやっていきましょう」と。

代替療法は「治るか、治らないか」と、二極化して考える治療法ではありません。それは〈いのち〉のエネルギーを高める療法であり、〈いのち〉のエネルギーが高まった結果として〝奇蹟〟とも見えるような治癒が実現されることもある、という性質をもった治療法なのです。

私がそういうと、患者さんの耳にはいささか心もとなく聞こえるかもしれませんが、西洋医学が一種の行き詰まりを見せている現在、試してみるだけの価値は十二分にあります。

②高価すぎると思ったら手を出さない。

費用も大事です。あまりに高額なものは、それだけで患者さんのストレスになってしまうからです。
代替療法で免疫力を高めようとするとき、費用のストレスによって免疫力が低下してしまったのではなんにもなりません。代替療法は〝長期戦〟を覚悟しなければいけませんから、最初に、自分には高価すぎると思ったら手を出さないことが肝心です。いまも指摘したように、代替療法は特効薬ではありません。「一歩前進」をめざすものです。その療法が高すぎたら一歩一歩の足取りが重くなってしまいます。この療法の価値は心身にやさしく、そしてじっくり〈いのち〉のエネルギーを高めていくことにあるのに、足取りが重くなってしまっては逆効果です。

③大伝統医学は信頼できる専門家の手にゆだねる。

アーユルヴェーダや漢方、ホメオパシーといった伝統と独特の体系を有する医学については、それぞれの専門家の手に任せる必要があります。生兵法はケガのもとです。

また、いかなる医学であれ、それひとつですべてをカバーできるものはないということも知っておいてほしいと思います。それゆえ、代替療法も他の医学との連携が必要になってきます。たとえば、ホメオパシーならホメオパシーだけで病に対処しようというのではなく、中国医学や西洋医学などと併用しながら治療をすすめていくこと。それこそ、〝適材適所〟の感覚で用いていく必要があります。

そこからしても、自派の医学で「何でも治療できる」と豪語したり、他の治療法を排除したりするような専門家は、その人がいかに有名な専門家であろうとも、患者さんは避けたほうがいいと思います。〈いのち〉の偉大さにくらべたら、どんな医学も小さなものにすぎないのですから、謙虚さの見られない医療者には依存しないほうが無難です。

同様に、代替療法を最初から馬鹿にする西洋医学の医師たちも感心しません。「漢方薬なんて効きませんよ」とか、「ホメオパシー？　何のエビデンスもないんだからプラシーボ効果にすぎません」などとしたり顔にいっていても、彼ら自身、漢方薬についてもホメオパシーについても勉強したことはないのです。ましてや、その道で苦労したこともないわけですから、そんな人の言葉を真に受けてはいけません。〈いのち〉にたいする畏敬の念がないようでは医者として失格だし、確たる理由もなく、治療のための選択肢を奪い去るのは〝大罪〟を犯しているようなものだ、といっても過言ではありません。

④作用別に選んだほうがいいものもある。

概していえば、代替療法は〈いのち〉のレベルにはたらきかけるものですから、ことさら病気別、作用別に考える必要はありません。自然治癒力のはたらきを助けるのが漢方薬やホメオパシーといった代替療法です。〈いのち〉の深いところに作用して、血液の循環や神経の伝達、ホルモンの産出、免疫のはたらきなど、身体全体にかかわっていくことを主眼としているわけですから、具体的にどの病気に効くとか、こんな症状のときはこれ、といったぐあいに作用別に考える必要はありません。

ところが、作用別に考えたほうがいいばあいもあります。それが健康食品などのサプリメントです。それらはある程度のエビデンスをもっていますから、作用別に用いたほうが有効です。たとえば、以下のようなことがいえます。

●免疫賦活作用＝アラビノキシラン、プロポリス、アガリクス、キトサン、メシマコブ、スーパーオリマックスなど。

●抗酸化作用＝ニワーナ、ＥＭ－Ｘなど。

●血管新生阻害作用＝サメ軟骨、スーパーマコ、タヒボ茶など。

●腸内細菌叢を整える薬＝ラクティス、「ＳＵ－６」など。

●解毒作用＝フローエッセンスなど。

●がん細胞の自然死を促すもの＝フコイダン。

作用別の効果が特定されていないサプリメントのばあいは、患者さんがひとりで選ぶのは大変です。やはり、専門家にアドバイスを求めるのが望ましいわけですが、じつをいうと、こうした健康食品に精通した人は医療者のなかにもなかなか見当たらないというのが現状です。そうなると最後は患者さん自身の直観に頼るしかありません。そのときは（治療薬選びではなく、サプリメント選びなのですから）これまでの人生のなかでつちかってきた勘を大いにはたらかせてみるのもいいかもしれません。

星の数ほどある代替療法

代替療法の範囲は非常に広く、百五十種類以上の治療法があるといわれていますが、それを分類していけば、大きくいって以下の五つのカテゴリーに属することになります。

A：代替療法システム

中国医学、チベット伝統医学、インド医学（アーユルヴェーダ）など、各民族に固有の伝統的土着医療システム、あるいはホメオパシー、ナチュロパシー（ビタミンやハーブ、栄養管理などを通じて自然治癒力を高める自然医療）など、西洋における非主流の医療システムがここに入ります。

B：心身相関を利用した治療

心理療法や患者教育のほかに、前章で触れたリラクセーションや瞑想、催眠法、バイオフィードバック（本来感知することのできない生理学的な指標を科学的に捉え、対象者に知覚できるようにフィードバックして体内状態を制御する技法）、イメージ療法、音楽療法、芸術療法、ダンス療法、笑い療法などがあります。

東洋的なものとしてはヨガ、気功、太極拳などがあります。

このカテゴリーにはさらに、祈りなど、宗教的儀式や個人のスピリチュアリティーに関するものを入れることもできます。

C：生物学的理論に基づく療法

動植物を使った健康食品やハーブ療法のほか、各種食養生法や栄養療法です。

D：手技療法&身体へのアプローチ

カイロプラクティック、オステオパシー（人間の骨格や整体バランスに重点を置いた技法で、整体で見られるような手技療法もふくまれる）、各種マッサージ療法、各種ボディワークがあります。

E：エネルギー療法

身体内から発生する目に見えないエネルギーや身体外にある電磁場などのエネルギーを利用する療法で、外気功、セラピューティックタッチ（アメリカではじめられた手かざし療法の一種）、スピリチュアル・ヒーリング、レイキ（これも手かざし療法の一種）などがここに入ります。

以下の節では、各カテゴリーの代表的な療法について簡単に解説しておきます。その他の療法や各種代替療法をおこなっている国内の医療機関に関しては、私が総合監修した前記『お医者さんがすすめる代替療法』（学習研究社）などの書籍を参照してください。

ホメオパシーの魅力

Aの「代替療法システム」についていえば――中国医学は改めて解説するまでもないでしょう。

アーユルヴェーダというのは世界最古の体系的な健康法で、三〇〇〇年～五〇〇〇年前からインドに伝わる伝統的な医学体系です。その名は「アーユス」（生命）と「ヴェーダ」（知識）に由来します。すなわち「生命の科学」といったような意味をもち、個人の体質に合わせた自然療法（食事法やマッサージ、瞑想など）をおこないます。

こうした土着的医療システムに関しては比較的よく知られていますので、本節ではホメオパシーについて少々詳しく解説しておきます。このホメオパシーは先ごろ（二〇一〇年八月二十四日）、日本学術会議（金沢一郎会長）から「科学的根拠がなく荒唐無稽」と槍玉にあげられたため、それを鵜呑みにして〝疑いの目〟を向ける人も出てこないともかぎらないからです。認識不足や誤解によって、すぐれた代替療法のひとつが抹殺されるようになったら患者さんたちにとっても大きな損失です。

ホメオパシー（Homeopathy）というのは、十八世紀から十九世紀にかけてのドイツ人医師サミュエル・ハーネマンによってはじめられた療法で、すでに二百年以上つづいている伝統ある治療法です。同じような症状を引き起こす、という意味ですから、「類似療法」「同種療法」などと訳されることもあります。

ふつう西洋医学では熱が出たときは解熱剤を使います。上がった熱を下げるのです。発熱と解熱は正反対の現象ですから、こうした療法は「異種療法」、アロパシー（Allopathy）と呼ばれています。

ホメオパシーはそうした常識に反して、熱が出たときに発熱剤に似た薬を用いるわけですから、現代の西洋医学に慣れきった人はみんな「えッ？」と思うようです。

しかし、ホメオパシーの考え方にも一理あります。熱が出るとはどういうことかといえば、それは生命力がみずから回復しようと努めている兆しです。そうであれば、そうした身体の努力（自然治癒力）を後押ししてやるのも理にかなっている、といえるのではないでしょうか？　身体が「治ろう、治ろう」として熱を発しているとき、むりやり熱を抑え込むのではなく、発熱を促すような薬を与えて、熱との闘いを手助けしようというのですから、むしろこちらのほうが合理的だということもできます。

それがホメオパシーの基本的な考え方です。

もっとも、熱が出ているときにほんとうの発熱剤を与えたら、ぐんぐん熱が上がって大変なことになってしまいます。したがってホメオパシーでは、成分をきわめて薄くして用います。何回も何回も希釈して、もはや成分の〝影〟しか残っていないような薬を使うのです。

私はよくこんな話をしてきました。

――ホメオパシーとは、いってみれば不眠症の人に〝コーヒーの影〟を飲ませて不眠症を退治するような療法です。ふつうはコーヒーを飲むと眠れなくなります。不眠症の人にコーヒーを飲ませたらますます眠れなくなってしまうでしょう。そこで、コーヒーに似たもの、それもコーヒーの成分がまったくといっていいほど入っていないものを飲ませるのです。すると不眠症が改善されるのです。ホメオパシーというのはそういう考えに立った療法です。ここがホメオパシーのおもしろいところで、その意味ではなかなかいい療法ではないでしょうか、と。

「ホメオパシーはがんではなく、がんになった人を治すのだ」

では、具体的にはどんな療法かというと――医師は患者さんの状態（症状や体質や性格などなど）をこまかく聞いて、それを分析し、その人に合った「レメディ」（remedies）と呼ばれる薬を投与します。「レメディ」というのは一般名詞で、「ドラッグ」とか「メディスン」と呼ばれることもありますが、ホメオパシーのばあいは、この呼称で統一されています。小粒のほんのり甘い蔗糖（しょとう）と乳糖の混合玉です。

このレメディには三千以上の種類がありますので、「マテリア・メディカ（Materia Medica）」という症状の事典と「レパートリー（Repertory）」という症状の事典の二冊を駆使して最適のレメディを選びとるのです。もっとも、ホメオパシー療法に慣れてくると、かなりのところまでは自分の知識と勘でわかるようになりますので、「レパートリー」や「マテリア・メディカ」は念のために参照する程度で済むようになります。

レメディをつくるには、植物や動物、鉱物などの自然物質を採取してきて、それをアルコール溶液に入れ、漉して、母液をつくります。それをアルコール溶液で百倍に希釈して激しく振ります。激しく振ると効力（ポテンシー）が高まるからです。また、母液を薄めれば薄めるほど効くようになりますので、ふつうは百倍の希釈を三十回繰り返します。百倍希釈を三十回繰り返したものを「30ｃ」と表記します（「ｃ」というのは「百」を意味するラテン語centumの頭文字）。イギリスではこれを基本の濃度としています。

これはもう想像を絶する薄さです。百倍希釈を三十回繰り返すわけですから、十の六十乗です。数字に直すと「一兆倍の一兆倍の一兆倍の、さらに一兆倍分の一」（！）ということになります。ここまでいくと、成分はもう一分子も含まれていないといっていいでしょう。現代化学でも、「12ｃ」（十の二十四乗）の段階で、物質の最小単位である分子はなくなると考えられています。いいかえれば、「十の六十乗」まで希釈してしまうと単なる水と同じものになってしまうのです。

では、単なる水がなぜ効くのかというと、人間の身体には前述したとおり自然治癒力が備わっているからです。成分の〝影〟のようなものが人間のそのヒーリング・システムをそっと刺激するのです。それによって自然治癒力が回復され、おのずからなる治癒をもたらす、というのがホメオパシーの考え方です。

ホメオパシーというと、しばしば引かれる有名な言葉があります。――「ホメオパシーでがんを治せるのか？　というのは愚問である。ホメオパシーはがんになった〝人〟を治すのである」という言葉です。だれかがそう言い出して、それ以降、ホメオパシーについて本を書く人がかならずといっていいほど引用するので、すっかり有名になった言葉です。

この言葉どおり、ホメオパシーはがんを治すというより、患者さんの心身全体の〝歪み〟を正そうとします。歪みが正され、〈いのち〉のエネルギーが回復されれば、がんとの闘いもおのずから有利になると考えるわけです。

もうひとつ――「〈からだ〉の健康は苦痛からの解放である。〈こころ〉の健康はもろもろの情念からの解放である。そして〈いのち〉の健康は利己主義からの解放である」というのもいい言葉だと思います。これは〝ホメオパシーの神さま〟のように見られているギリシャのジョージ・ヴィソルカス（George Vithoulkas）という人の言葉です。

彼はエーゲ海に浮かぶ小さな島に住んでいて、私は一度訪ねて行ったことがあります。アテネから船に乗って五時間ぐらいかかるのですが、思い切って行ったとき、そのような考えを聞かせてくれたのです。

「苦痛からの解放」を英語でいうとfreedom from painとなります。その言葉を聞いて私は、freedom つまり「解放＝自由」というのが健康のもとだなと直観しました。身体も気持ちも自由で、わだかまりなく、のびのびと空いっぱいに広がっていく状態を健康というのではないか、と。

ヴィソルカスさんのその言葉に感心したものですから、伊那谷（長野県）に住んでいる英文学者にして『老子』の自由訳『タオ』（ちくま文庫）で知られる加島祥造さんにお会いしたとき、その話をしました。そうしたら加島さんはこういうのです。「おれならfromじゃなくてinだな。だからfreedom in painだ」と。つまり、苦痛は苦痛として受け入れて、そのなかで自由になる、というわけです。さすがに深いことをいうなと、これもまた感心しました。

ホメオパシー攻撃に反駁する

ここで、二〇一〇年の夏に起こったホメオパシー・バッシングについて触れておきたいと思います。

まず驚いたのは、火をつけたのが「朝日新聞」だったことです。先々代の社長だった松下宗之さんが私の大学の教養学部時代の友人ということもあってか、朝日新聞社には気の置けない友人が何人かいて、折にふれて杯を酌み交わしています。

いずれも気のいい人たちであるうえに、物事の本質を理解しようとしているところが好きなのです。代替療法の本質についても理解しようとしているのはもちろんです。その「朝日新聞」から、彼らのそれとは違った論理が突然飛び出したので驚いたのです。ただそれだけです。ホメオパシーのために、あるいは代替療法のために憂うなどと、そんな大仰なことは考えませんでした。

ホメオパシー・バッシングに走った人たちは代替療法の本質はわかっていないな、ということはひと目でわかりました。本質がわかっていない人びとのいうことにいちいち反応するのはエネルギーの無駄遣い。対岸の火事と決め込むことにしたわけでした。

このことをご理解いただくために、代替療法の本質について少しおさらいをしておきましょう。

西洋医学が主として身体を対象にする医学なのにたいして、代替療法は多かれ少なかれ、〈こころ〉と〈いのち〉にはたらきかける療法です。〈こころ〉や〈いのち〉はまだ科学的に解明されていません。科学的に解明されていない〈こころ〉や〈いのち〉にはたらきかける療法にエビデンス（科学的根拠）が伴うわけがないのです。

だから、エビデンスを少しずつでも求めていく努力は重ねながらも、いたずらに深追いすることなく、足りないところは直観で補っていけばよいのです。このばあいの直観はただの個人的直観ではなく、後述するフランスの哲学者アンリ・ベルクソン（Henri Bergson）の「哲学的直観」であり、ウィリアム・ダガン（William Duggan）の「戦略的直観」であることはいうまでもありません（第六章参照）。いずれも、科学を超えた存在であることをお忘れなく。

さらに、西洋医学が身体の一部に生じた故障をあたかも機械の修理のように治す、いわゆる「治し」の方法であるのにたいして、代替療法は〈いのち〉のエネルギーを向上させる「癒し」の方法です。方法論が異なるのですから、同じ土俵で語ることはできません。

むしろ、「治し」と「癒し」は力を合わせることによって、大きな効果を生み出すのです。つまり、戦術と戦術を統合することによって得られた戦略が勝利をもたらすのです。

医学は一つひとつの戦術ですが、これが統合されて戦略となって初めて、私たちの医療となるのです。そうです。医療とは「治し」と「癒し」の統合。「治し」を担当するのが西洋医学なら、「癒し」を担当するのが代替療法。代替療法も、医療を推進する車の両輪のひとつなのです。

これほど簡単なことがわかっていれば、ホメオパシー・バッシングのような馬鹿げた話はけっして出てくるはずもなかったのです。

日々、患者さんに向き合っていると、「この患者さんをなんとしてでも一歩前に……」と願うようになります。現場にいる医師は「患者さんのためになれば……」と、いろんな療法を試すようになります。ホメオパシーであれ、漢方であれ、心理療法であれ、「とにかく、やってみよう」という心境になるものです。

私自身、いつも患者さんたちにこういっています。「焦らずに、いろいろな療法にチャレンジしてみましょうよ。そうすれば、かならず最適の方法が見つかるはずです。諦めてはいけません」と。

漢方薬であれ、ホメオパシーであれ、これまでの経験からいっても、それが効いた患者さんはかならずいます。そういう患者さんたちの〝輪〟のなかに入ればいいわけですから、輪に入る可能性があるうちはいろんな方法を試してみることです。そう考えれば希望も湧いてきます。医療においてはそこがいちばん大事なのです。「もう打つ手がないからホスピスへ行ってください」という〝思想〟の対極にあるのが代替療法なのです。

そうして得た希望は、別にウソで固めた希望ではありません。なぜなら、代替療法の科学的根拠についてはだれもわからないからです。心身にやさしい方法であれば試してみる価値は十分あるのです。そして効果が出れば儲けものじゃありませんか。ほとんどの代替療法には副作用はないのですから、不安はありません。

ですから、私の病院では〝バッシング〟があったあとも、大勢の患者さんがホメオパシーを使いつづけています。統計を取ったことはありませんが、うちのがんの患者さんの九〇％近くがホメオパシーを使っているのではないでしょうか。動揺などまったく見られないし、新たに「ホメオパシーをやりたい」という患者さんも毎日のようにやってきます。

今度の事故にしても、正規の医療行為（K2シロップの投与）をおこなわずに、ホメオパシーだけを投与したために起きたものですから、ホメオパシーが悪いのではなく、助産師の責任であることは明らかです。

私は最初、学術会議や「朝日新聞」の〝バッシング〟には何も反応しないのがいちばんいいと思っていました。ところが、私は「ホメオパシー医学会」の理事長をしていますので、黙りっぱなしというわけにもいきません。理事会からも「帯津先生には公式見解を出してほしい」といわれましたので、八月末に以下のような見解を発表しました。

日本ホメオパシー医学会はホメオパシーを日本の医療のなかに弘めるべく2000年1月に設立され、現在は医師、歯科医師、獣医師、薬剤師の4部会からなり会員総数は

460人です。

ホメオパシーは200年余の歴史を有する代替療法の一つで、多くの代替療法と同じように身体、心、生命の一体となった人間まるごと働きかけるきわめてホリスティックな医学です。

身体はともかく心と生命については科学がこれを十分には解明していない現在、これらに働きかける代替療法が十分な科学的根拠を備えるわけにはいきません。これは代替療法の責任でなくまだその域に達していない科学のほうにこそ責任があるのです。

代替療法を用いる場合は科学的根拠には難があることをしっかり押えた上での広い視野と謙虚さが要求されます。

医療とはそもそも、イコール医学ではありません。医学は科学およびそこから生まれた技術であるのに対して、医療とは患者を中心に家族、友人、さまざまな医療者が織りなす〝場〟の営みです。医学はもちろん重要ですが〝場〟に温もりが与えられて、〝治し〟と〝癒し〟が統合されてはじめて本来の医療です。

この癒しを担当するのが代替療法とお考え頂ければよいと思います。治しを担当する西洋医学とは同列には論じられませんが、こと医療となると大事な役割を果たしているのです。最近の医療現場はなんとなく殺伐としています。医療とはもっと患者にやさしいものであるはずです。

以上のような理由で、私たちは代替療法の存在意義を認め、なかんずく心身に対するやさしさでは最右翼に位置するホメオパシーを日本の医療のなかに弘めるべく日夜努力を重ねている次第です。どうか暖かいかつ厳しい眼で見守って頂きたいと思います。

【中略】

今回はたまたま代役を果すべき治療法がホメオパシーであったわけで、これが漢方薬であってもアーユルヴェーダであっても結果的には同じだったでしょう。だから、この一つの事件をもって、いきなりホメオパシーを非難するのはなにか唐突な感じがしてなりません。

日本学術会議の談話も、医療と医学をはっきり区別せず、また医療現場の抱える問題に直面しないがための誤解と受取りました。ホメオパシーは代替療法の一つ、代替療法は本来の温もりのある医療の一翼を担うものとする本会の姿勢をおわかり頂きたいと思います。

私たちが望むものは、あくまでも医療の復権です。

ホメオパシーは、イギリスでは保険適用の対象とされています。イギリス王室でも古くから利用され、チャールズ皇太子は熱心なホメオパシー利用者として知られています。そうしたすぐれた療法をエビデンス至上主義の立場から切って捨てるような愚を犯すことのないよう、私は願っています。

気功の「調身」「調息」「調心」はがん治療に貢献する

Bの「心身相関を利用した治療」については、前章でサイモントン療法を中心にリラクセーションから笑いの療法まで説明しましたので、ここでは気功について触れておきましょう。

以前、「国際気功学会」で――気功をつづけていると、①DNAの修復増加率、②NK細胞活性、③RBC-SOD値をいずれも好ましい状態に保つことができるというデータが発表されたことがあります。

①DNAの修復増加率というのは、がんによってできた突然変異細胞を修復して、がんの発生・増殖を抑制する機能を示す数値です。気功によって、これが上昇するデータが得られたというのです。

②NK細胞というのは、腫瘍細胞と結合して、それを融解するリンパ系細胞です。これが活性化するということは抗腫瘍効果を示しているわけです。これも気功の作用によって

活性化することがわかりました。

③RBC-SOD値というのは、体内で発生する活性酵素の害を防ぐ酵素SODの量を示しています。活性酵素は生体に必要ではあるけれど、これが増えすぎると老化やがんの原因になるといわれています。それを防ぐSODの量が気功によって適正に保たれるというのです。

気功をつづけていれば直接がんを退治できるとはいわないまでも、〈いのち〉のエネルギーを高める効果があることは明らかです。ひいてはそれが、がんの悪化を防いだり、再発を防止したりすることも十分期待できます。私の病院でも太極拳で乳がんの再発を抑えたり、自分の生活のなかに気功を取り入れて胃がんの治療成績を上げている患者さんの例は多く見られます。

気功にはさまざまな種類がありますから詳しくは気功の専門書や、私の『気功的人間になりませんか』（小社刊）を参照していただくとして、その基本になるのは「調身」「調息」「調心」という三つの要素です。

「調身」というのは身体のいろいろな循環をよくします。第一に、血のめぐり。つぎは「気」の循環。気の存在はまだ科学的には証明されていませんが、気はわれわれの身体のなかをめぐっています。そして最後は〈いのち〉の循環。

気功によって血液や気の循環をよくすることは健康の源です。ホルモンの流れも神経の伝達も生化学的な循環ですから、ここを調える(ととの)のが調身です。それががんの治療にも有効であることはいうまでもありません。

「調息」は文字どおり、息を調えること。呼吸法では吐く息を重視します。吸う息は、吐いたから吸うという程度の意識でかまいません。吐く息を意識すると、副交感神経のはたらきが活発になり、それがわれわれをリラックスさせてくれることはすでに述べたとおりです（前章の「リラクセーション」の項参照）。

交感神経と副交感神経は本来釣り合っているものですが、現代のような情報化社会では交感神経がいつもピリピリしています。だから、往々にしてバランスを崩してしまいます。そのの失われたバランスを回復するのが調息の効果です。それによって副交感神経のはたらきが活発化すると、リンパ球が増え、免疫系のはたらきも向上するといわれています。

「調心」は〈こころ〉を調えることです。雑念を払ってニュートラルな気持ちになることが大事です。気功をするときは「こころを集中させろ」といいますから、きれいな花、大きな海を思い浮かべてもいいし、あるいは墨痕あざやかな「静」という字を思い描いてもいいでしょう。雑念から解放されると、揺れ動いたり、ひどいときは千々に乱れたりする気持ちが一定の振幅のなかに入ってきます。

以上の調身、調息、調心の三つも一つひとつ区切れるものではありません。渾然一体となっています。

大事なのは気長にこつこつつづけることです。

だから、私はいつも気功を山登りにたとえています。短期間しゃにむに努力すれば、それで頂上に出られるかというと、そんなものではありません。生活の一部として日々こつこつ繰り返していくのがポイントです。そうすればある日、「ああ、もうこんな高いところまで登ってきたのか」と、実感できるような瞬間があるかもしれません。

気功は動きが激しくないし、なかにはほとんど身体を動かさないようなものまでありますので、体力の落ちたがんの患者さんにもおすすめできます。

幕内式食事指導の骨子

Cの「生物学的理論に基づく療法」には動植物を使った健康食品やハーブ療法のほか、各種食養生法や栄養療法があります。

中国の陰陽思想をもとに食文化研究家の桜沢如一(さくらざわゆきかず)さんが開発した食事・生活法の「マクロビオティック」や、一九三〇年代にドイツのマックス・ゲルソン（Max Gerson）医学博士が開発した食事療法である「ゲルソン療法」などもここに入ります。

マクロビオティックは無農薬の穀物やその土地でとれる旬の野菜、海草、伝統的製法にのっとってつくられた味噌や醤油などを摂ることによって自然のリズムに調和した健康体をつくることを目的としています。「玄米菜食法」としても知られていて、私の病院でも実践している患者さんはいます。

ゲルソン療法は、当初は結核治療に用いられていましたが、現在はがんの退縮・再発予防として採用されています。大量の生野菜・果物ジュースの摂取、脂肪および動物性たんぱく質抜きの食事、コーヒー浣腸（オーガニック・コーヒーに腸内環境を整える成分を配合して浣腸することによって、大腸内の毒素や老廃物を取り除く療法）やひまし油浣腸などを特徴としています。

それぞれに長所はありますが、玄米菜食を主体とするマクロビオティックや無塩で野菜を煮たりじゃがいもを焼いたりするゲルソン療法をつづけるにはかなり強い意志を必要とします。そのせいか、食事療法でがんを治したいといってはじめた患者さんが途中で挫折してしまうケースも少なくありません。

そこで以下、私の病院で食事指導に当たってくれている幕内秀夫さんのアドバイスを掲げておきます。がんの患者さんのための食事指導というと玄米菜食や生食、断食といった特殊なものが取り上げられますが、「幕内式」はそうした食事法とは一線を画しています。ちなみに、幕内さんはロングセラー『粗食のすすめ』（新潮文庫）で知られる栄養士ですから、ご存じのかたは多いと思います。

幕内さんはまず、人間の身体を石炭ストーブにたとえて食事指導をしています。

●燃料の入れすぎに注意する。

食べ過ぎというより、運動不足にたいする注意です。ストーブに石炭を入れ過ぎると、かえって燃えにくくなってしまうように、われわれの身体も適度に運動してエネルギーを消費しないと活性化しないのです。

●正しい燃料を選ぶこと。

幕内さんは「Food(フード)は風土」をモットーにしています。日本人の身体に合った正しい燃料(食材)を選ぼうというアドバイスです。

幕内さんのいう「正しい燃料」とは、古来われわれの祖先が食べてきた穀類、いも類、豆類、野菜、海藻、魚介類……などをさしています。戦後の食卓を見ると、欧米化が進んだせいで肉類、食肉加工品、牛乳、乳製品、油脂類を多く食べるようになりましたが、そうした燃料(食材)はわれわれ日本人の体質には好ましくないというのです。

●酸素不足に気をつけよ。

いくら正しい燃料を入れても、空気が足りなければ不完全燃焼になってしまいます。その空気(酸素)に相当するのがビタミン、ミネラル類です。ところが現代は加工食品や精製食品が増えたため、ビタミンやミネラル類が不足しがちです。そこでこれらの栄養素の摂取に心がける必要があるというのです。幕内さんは、玄米とまではいかなくても、食べた感じが白米にちかい五分づき、七分づきの米をすすめています。

●不純物には気をつける。

農薬や食品添加物への注意をうながすアドバイスです。

●煙突の〝つまり〟にご用心。

煙突がつまるとストーブの煙が部屋に充満してしまうように、われわれの身体も便秘がつづくと、いいことは何ひとつありません。いまの食生活は植物繊維が不足しがちですから、繊維質の多いオートミールやゴボウ、モロヘイヤ、納豆などを食べるのがいいといいます。

こうした考えにもとづいて、幕内さんは「食生活改善十か条」をつくっています。がんの患者さんのために特別につくったスローガンではありませんが、参考になると思いますので掲げておきます。

①ご飯をきちんと食べる。
②発酵食品を食べることを心がける。
③パンの常食はやめる。
④液体でカロリーをとらない。副食は野菜を中心にする。

⑤未精製の穀類にする。

⑥副食は季節の野菜を中心にする。

⑦肉類はできるだけ食べない。動物性食品を摂るときは魚介類を中心にする。

⑧砂糖や油脂のとりすぎに注意する。

⑨できるかぎり安全な食品を選ぶ。

⑩食事はゆっくり、よく噛むこと。

カイロプラティックやスピリチュアル・ヒーリングの概要

Dのカテゴリーである「手技療法&身体へのアプローチ」の代表的なものはカイロプラクティックやオステオパシーです。

カイロプラクティックは、カナダ出身のD・D・パーマ（Daniel David Palmer）という人が創始した手技療法です。脊椎のゆがみを矯正することによって神経系のはたらきを正常な状態に戻し、人体に本来備わっている自然治癒力を回復しようという療法です。アメリカでは正式な資格をもつ医療者だけが施術できる、とされています。

オステオパシーというのは、アメリカのA・T・スティル（A.T. Still）博士によって考案された手技療法で、筋骨格系のバランスを正し、脳脊髄液の循環を回復させることによって、やはり自然治癒力や免疫力を高めようという療法です。

最後のEの「エネルギー療法」に関しては、スピリチュアル・ヒーリングやセラピューティックタッチが知られています。

スピリチュアル・ヒーリングはイギリスで公認されている手かざし療法です。もう十年以上前の話ですが、イギリスでは祈りあるいは瞑想と手かざしによって心身や霊性の病気を癒すスピリチュアル・ヒーリングが日常の医療のなかに組み込まれている、と聞いて、ロンドンまで視察に行ったことがあります。そのとき私は、ジャック・アンジェロ（Jack Angel）という先生から、スピリチュアル・ヒーリングの技法を教えてもらいました。宇宙の根源にある〝道〟のようなもの（彼らはそれを source と呼んでいました）に祈りながら、患者さんに手をかざして自分の気と相手の気を交流させるわけですから、テクニックの面ではそれほどむずかしくはありません。ただ、その〝思想〟というか〝哲学〟を学んで身につけるにはそれなりの年月が必要だろうなと感じました。

ニューヨーク大学の看護学者D・クリーガー（Dolores Krieger）という人の開発したのがセラピューティックタッチです。身体にやさしく触れながら、患者さんに手をかざして〈いのち〉のエネルギーを調整して症状緩和を助けようという療法ですが、これもやはり単に技法だけでなく、その〝哲学〟を体得しようと思ったらかなりの時間がかかるように思います。

こうしたD、Eのカテゴリーに入る療法に関しては、前述した『お医者さんがすすめる代替療法』などの書籍を参照して自分の状態に合いそうなものが見つかったら、担当の先生と相談したうえで、ともかく一度試してみるのがいいと思います。

帯津三敬病院でおこなっている代替療法

私の病院でも各種の代替療法をおこなっています。それを整理しておけば、つぎのようになります。

①心理療法。リラクセーションやカウンセリング、イメージ療法や瞑想など。
②アロマセラピーや音楽療法もやっています。
③食事療法は幕内式粗食（和食）。ここには漢方粥や玄米菜食も入ります。
④気功一般。
⑤漢方薬。
⑥鍼灸。
⑦ホメオパシー。
⑧サプリメント。これはたくさんの種類がありますから、いちいちあげなくてもいいでしょう。

⑨丸山ワクチンに関しては、患者さん自身が日本医大へ買いに行き、病院へもってきてくれたら看護師が注射するというかたちでやっています。

だいたい以上が主なものです。

最後に緩和ケアについて触れておきます。私は最初、自分の病院に緩和ケアを取り入れる許可は出しませんでした。「緩和ケア」という考え方は、患者さんから苦痛を取り除きながら死を受容するというレベルにとどまっていますので、〈いのち〉のエネルギーを高めて死後の世界へ突入する、という私の考えとは相容れないと思ったからです。すると、あるとき副院長が私の部屋にやってきて、「では先生、希望をつなげるための緩和ケアだったらいいですか?」というので、ＯＫを出したという経緯があります。

そんないきさつがありますから、私のところの緩和ケアは代替療法をふんだんに取り入れた一種独特なケアになっています。びわの葉温灸（緑の濃い、肉の厚いびわの葉を水に浸したあと、汚れを落とし、棒もぐさに火をつけ、治療したい部位の肌にビワの葉の表側を乗せ、もぐさを押し当てる療法。ただし、いまは主としてびわの葉のエキスと器械を使う方法を用いています）あり、アロマセラピーあり、ホメオパシーあり……といったぐあいで、ケアに付き添うスタッフも鍼灸師、心理療法士、患者会の代表など、さまざまです。

それでも問題は残ります。

末期がんのように回復がむずかしいケースでも、いま述べたような療法を施すことによって肉体的な苦痛は除去したりコントロールしたりできるのですが、「死ぬのが怖い」「不安だ」といった患者さんのスピリチュアルな面での苦しみをどうするかというアポリア（難問）が控えているからです。この点に関しては次章を参照していただくとして、私の病院ではそうした難問も視野に入れて「死後の世界へ希望をつなげる緩和ケア」を意識している、ということを付言しておきます。

野球では「明日につながる負け方」という言い方をします。同じ負けるにしても、ただ漫然と負けるのではなく、明日のゲームに希望をつなげるような負け方をしなければいけない、というわけです。それと同様に私たちも、死後の世界へ希望をつなげるような緩和ケアをめざしています。

「714X」ほかの代替療法について

私の病院ではおこなっていない代替療法でも、患者さんが「やってみたい」といえば、副作用がなく、しかもバカ高い費用のかかる療法でないかぎり、すべて紹介状を書くようにしています。

たとえば、いまもてはやされている「ビタミンCの大量療法」は、以前は私の病院でもやっていましたが、当時は安かったのにいまは値が張るようになってしまったため、やめていますが、患者さんが「ぜひやってみたい」といえば、よその病院を紹介しています。

ビタミンCそれ自体は安いのに、どうして高くなってしまったのかというと、大量摂取療法がアメリカでひとつの方法として確立されたため、〝アメリカ値段〟になってしまったからだといわれています。その代わり、大量摂取にともなう副作用を除去する工夫もなされているようです。私の病院で使っていたころは、点滴で一日に三十グラム以上投与するとかならず副作用が見られたものですが、いまは八十グラムぐらい入れても何ともないといいます。だからますます高くなってしまう、という一面もあるわけですが……。

一回が三万円ぐらいしますので、週に二回打てば六万円。月に直すと二十四万円もかかってしまいます。私は高いお金がかかる治療はあまりやりたくないのです。

「活性化リンパ球療法」というのもあります。患者さんから採血して、そこから取り出したリンパ球を活性化培養します。それをリフレッシュして、点滴によって体内に戻すという療法です。

似たようなものでは「樹状細胞ワクチン療法」があります。白血球の一種である単球を取り出して、それを免疫作用のなかでも非常に大事なはたらきをする樹状細胞に変え、がん細胞だけを狙い撃とうというワクチン療法です。

こうした療法はすばらしくよく効く人がいます。私の患者さんをある病院に紹介したところ、ものすごくよくなったのでびっくりした経験もあります。ところがその一方で、まったく効かない患者さんもいるのです。そんなふうに再現性が乏しいので、活性化リンパ球療法も樹状細胞ワクチン療法も、オーソドックスな免疫学の世界ではまだ認められていません。ただし樹状細胞に関しては、免疫学者も以前から注目していましたから、研究対象としては免疫学の〝守備範囲〟に入っているということができます。

714Xというちょっと変わった治療薬もあります。これを開発したのはカナダのケベック州在住のガストン・ネサン（Gaston Naessens）という生物学者です。彼はフランス人ですが、フランスを追われてカナダに移住した〝異端の学者〟です。自分の手で超光学顕微鏡をつくり、それを使って血液をのぞき込み、「血液中には『ソマチッド』というものが存在する」と、独特の考えを打ち出しました。

ソマチッド自体、西洋医学における血液学では認められていませんが、ネサンはそれが「存在する」といって研究をつづけました。そして、がんや難病の患者さんのソマチッドと健康な人のそれは形態が異なっていることを発見した、と主張したのです。健康な人のソマチッドは球体をしているのに、病気があると棍棒状になったり扁平になったり、ねじれたりするといいます。

そのうえで彼は、患者さんのソマチッドを健康な人と同じようにする薬の開発を進めました。いろいろな物質を使って、ソマチッドの変形状態を正常に戻す実験を繰り返した結果、ネサンはカンファー（樟脳）の誘導体が有効であることを突き止め、そうして開発したのが714Xです。

七百十四回目の実験で見つけたから「714X」というのかと思っていたら、どうもそうではないようです。「7」はアルファベットの七番目の文字「G」を、「14」は同じく十四番目の「N」をさしていて、ガストン・ネサンの頭文字だというのです。「X」はアルファベットの二十四番目の文字だから、ネサンの生年一九二四年をあらわしているそうです。全身全霊を打ち込んで開発した薬だ、という意味なのでしょう。

714Xを売り出すと、医師会から告発されたネサンは逮捕され、裁判になります。その裁判について書いた本『完全なる治癒』（著者はクリストファー・バードという文筆家）が徳間書店から刊行されたとき、編集者が私のところに「推薦文を書いてほしい」といってきたのが私とネサンの出会いでした。

『完全なる治癒』を読んでみると、とてもおもしろい。私は714Xという薬よりソマチッドという粒子に興味をもちました。ネサンによると、この粒子は放射線でも熱でも死なないといいます。すると、それはなにか「気」が物質化したものかもしれない。そう考えた私は一度会ってみたいと思ってネサンに手紙を書きました。「正月なら時間が空く」という返事がきましたので、あれは一月四日だったと思いますが、カナダへ飛んで行きました。雪のなかをタクシーで、モントリオールから延々二時間近く走ったことを覚えています。

ネサンに会うと、彼は私の血液を採って超光学顕微鏡の映像をブラウン管に映して見せてくれました。

ふつうの電子顕微鏡では死んだ血液や細胞しか見ることができません。ところが、ネサンの開発した超光学顕微鏡を使うと三万倍（電子顕微鏡は一〇〇〇倍から一五〇〇倍）まで拡大でき、しかも生きた血液を見られるのです。じっさい、血液中のソマチッドはチカチカ、チカチカ、銀河系のように光って見えました。

彼はものすごく親切な男でした。真冬のケベックには泊り客などいませんからホテルは営業していません。仕方なくモーテルに泊まりましたが、暖房は効いているものの食い物がない。レストランも閉鎖されている。そうしたらネサンの事務長がベトナム料理とワインをどっさり届けてくれたのです。それがうれしかったので、半分ぐらい義理もあって「714Xを買って帰ります」といったところ、「何をいっているのか。水臭い」といってプレゼントしてくれました。

その714Xをもって帰ったところ、患者さんたちはそれを使いたがって、一時はみなさん、熱に浮かされたように夢中になって使っていました。ところが一年ぐらいたつと下火になって、私の病院では現在ほとんどやっていません。

ひとつには、めんどうなのです。７１４Ｘは二十一日間つづけて注射します。それも鼠径(そけい)部(ぶ)のリンパ節のあいだに打つのです。そうしてリンパ管のなかに沁み込ませていくわけですから、高度なテクニックが必要です。だれでも打てるというわけにはいきません。そして二日休んで、また二十一日つづける。それを三クール、つまり六十三日つづけます。かなり時間がかかります。為替相場にもよりますが、いまは円高ですから三クールで二十万円前後でしょうか？　安くはないし、また特殊なところに注射することを考えると、わずらわしさがあるのです。

もうひとつは、それほどの特効薬ではない、ということもわかりました。効果は丸山ワクチンと同じ程度と思っていただければいいでしょう。効かないわけではありませんが〝夢の特効薬〟とまではいえません。

そこで私の病院では、いまは「試してみたい」という患者さんがいると、やはり７１４Ｘを使っている都内の医療機関を紹介することにしています。

以上にあげた療法は、世にゴマンとある代替療法のほんの一部にすぎません。前述したように、代替療法は〝宝の山〟なのです。西洋医学の治療が行き詰ってしまった患者さんだけでなく、一歩でも半歩でも前進するために、また養生のためにも、自分に合った療法を見つけて〈いのち〉のエネルギーを高めていってほしいと思います。

第六章

死生観を築く

ホリスティック医学への五つのポイント①　治しと癒しの統合

前章までは便宜的に〈からだ〉〈こころ〉〈いのち〉と分けて説明してきましたが、ホリスティック医学ではこの三つを統合することが何よりも大事です。医療者の立場からすると、その統合に関してはじつは十段階ほどのステップがあるのですが、本書では患者さんにも心得ておいてほしい主だったポイントをあげておきます。

まずあげるべきは「治しと癒しの統合」です。

大事なポイントですので繰り返しておけば、「治し」というのは身体の一部に生じた〝故障〟をあたかも機械を直すがごとくに治すことです。いわば、壊れた機械と修理工のような関係です。これは西洋医学が得意とするところですが、がんに代表されるような治りにくい病気のばあい、「治し」だけでは十分ではありません。低下した〈いのち〉のエネルギーを高め、さらにそれを向上させる「癒し」が加味されないと、治りが遅かったり再発したりということが起こります。そこで気功や呼吸法、あるいはリラクセーションやイメージ療法、瞑想、アロマセラピー、音楽療法……といった代替療法を併用して、〈こころ〉を平穏に保ち、自然治癒力を活性化することを患者さんたちにおすすめしたいのです。

「癒し」には西洋医学流の科学的根拠が乏しいことは前に述べたとおりです。しかし、そうだからといって効かないわけではありません。科学はまだ、〈いのち〉とは何か、ということを全然解明できていませんから、代替療法の〝秘密〟にも迫れていないのが現状です。患者さんは自分で「これがいい」と確信できたら、その代替療法をつづけていくべきです。

そのとき気をつけていただきたいのは、思いつきでいろいろな療法に手を出してもさほどの効果は期待できないということです。何ごとも戦略を立てる必要があります。戦略的な考え方の重要性は司馬遼太郎さんの『坂の上の雲』（文春文庫）を読んだり、桶狭間（おけはざま）の戦いを見たりすればわかると思います。勢力の乏しいサイドは、上手に戦略を立てなければ戦いには勝てません。逆にいうと、うまい戦略を立てれば多勢に無勢でも勝ちを制することができるのです。

ポイント②　病因論と健康生成論の統合

「病因論」のほうから説明すれば、これは西洋医学の基本概念で、パソジェネシス（pathogenesis）といいます。身体の一部に病気の原因を見つけ、それを取り除くことによって病を治そうという考え方ですから、いわば医療者主導型の思想です。

それにたいして「健康生成論」というのはサルートジェネシス（salutogenesis）といって、患者さんを主体にした考え方です。パソジェネシスにくらべるとずっと新しい概念です。

二十世紀に入ってサルートジェネシスを提唱したのはイスラエルのアーロン・アントノフスキー（Aaron Antonovsky）という医療社会学者です。「サルート」には「挨拶」と同時に「健康」という意味があり、「ジェネシス」は「創る」という意味ですから「健康生成論」と訳されています。

それまでの西洋医学は――人は本来健康であるのに、病をもたらす原因に出あうと病気になる。そこで、疾病の原因を取り除けば健康体に戻ることができる、と考えてきました。

ところがアントノフスキーは、人間とか生命といったものはそんなスタティック（静的）なものではなく、つねに動いていると考えます。第一、従来の「病因論」では、同じように病気の原因になるようなもの（環境汚染や食品汚染）に取り囲まれて暮らしていながら、病気にかかる人とそうでない人がいることを説明できないではないかといいます。そこでサルートジェネシスでは病気の原因を探るのではなく、逆に、人に健康をもたらす要因に目をつけるわけです。

病気をもたらすような原因に取り囲まれていても健康を維持している人びとがいるのは、人間にはよりよい健康状態を維持しようとする本質的な営みがあるからではないか？　健康な人はそうした健康生成の営みが強力なのだ、と考えるのです。

ただし、アーロン・アントノフスキーは医療社会学者ですから、健康生成を増進させるための方法論についてはあまり具体的に語っていません。しかし、「健康生成の営み」というのは、いいかえれば、私がこれまで語ってきた自然治癒力や〈いのち〉のエネルギーを高めることにほかならないわけですから、食事に気をつけたり、気功をやったり、〈こころ〉のもちようを整えたり……といった養生を継続的にやっていくことだと考えればいいと思います。

このように病因論と健康生成論は相対立する概念ですが、身体の〝故障〟を直すこと（病因論）も、日々〈いのち〉のエネルギーを高めていくこと（健康生成論）も、病気の治療という局面では両方とも欠かせませんので、どちらが優れているかと二者択一するのではなく、両者を統合していく必要があります。

ポイント③　エビデンスと直観の統合

西洋医学はつねに「エビデンス、エビデンス」といいますが、患者さんの〈こころ〉や〈いのち〉にはたらきかける代替療法にそんなにたくさんのエビデンスがともなうはずがありません。では、患者さんが代替療法を選ぶときどうすればいいかというと、医療者に相談しながらも最終的には直観で補うしかありません。エビデンスのともなわないところでいくらエビデンスを追い求めても、それはエネルギーの無駄使いにすぎません。

科学の世の中で「直観」などというと、かならず「なにが直観か」という人が出てきますけれども、そういう人のほうがよほど不勉強だというべきです。森羅万象が科学的に実証されているわけではありません。実際は〈こころ〉も〈いのち〉も、宇宙の果てがどうなっているかということも解明されていないのが現状です。すべてを科学とエビデンスで割り切ることはできないわけですから、どうしたって直観の力を借りる場面が出てこざるをえないのです。

直観というとき、それはベルクソン的な「哲学的直観」でもいいし、「戦略的直観」でもかまいません。

ベルクソン的直観などというと話がむずかしくなってしまいますので、ここでは哲学者・澤瀉久敬（おもだかひさゆき）さんの『アンリ・ベルクソン』（中公文庫）という本からわかりやすい説明を引いておきます。

> 直観とは、**方法**的に言うなら、外から眺める分析にたいして、「内から感ずる認識」であり……内から見るとは、例えば一軒の家を外から眺めないで内部にはいって構造やそこに置かれている家具を観察するといったことではなく、対象そのものになるということなのである。腕を動かす場合、その腕の動きを外から見るのではなく、自分で腕を

動かすことによって、その動きを自ら感ずるのである。

代替療法に当てはめていえば、患者さんが「これは自分にぴったりだ」とピンとくるような療法があったら、それをこつこつ気長につづけることに当たります。右の文章を少々変えていえば、《自分で身体を動かすことによって、その動きを体得し、みずからのものにする》のです。すると、たとえ即効性はなくとも一定の成果を上げることができます。そうした例は私も数多く見てきています。

戦略的直観に関しては最近ウィリアム・ダガンというコロンビア大学ビジネススクール准教授の『戦略は直観に従う』（東洋経済新報社）というおもしろい本に出会いました。そのなかで著者は、戦略的直観とは合理的思考と創造的想像を統合した「根拠あるひらめき」だといっています。

これまでは戦略というと、「まず目標を設定して、その目標を達成するために計画を立てよ」と教えられてきましたが、戦略的直観は「目標第一ではない」といいます。過去の経験や歴史的法則を参照して「効果の大きい機会を探し、そのなかから目星をつけてゴールを設定せよ」というのです。そのとき必要になってくるのが、フランス語でいう「クー・ドゥイユ」(coup d'œil)、つまり一瞥して狙いを定める直観だといっています。

たとえばその本には、地中海に面した軍港を陥落させた若きナポレオンの戦いが紹介されています。フランスの司令官が、イギリス軍に占領されたその軍港を攻めあぐねていたとき、弱冠二十四歳の青年将校ナポレオンは地形や地図を一瞥（クー・ドゥィユ）して、ある小さな砦の重要性を見抜き、そこを攻めれば「軍港は奪還できる」と断言したというのです。最初はみなから冷笑されましたが、いざ敢行してみるとナポレオンのいうとおりになったといいます。その背景には過去の戦史から学びとった教訓と戦略的直観（ひらめき）があったと書かれています。

このように直観的ひらめきで病気が治ったり、治療法が確立されたりすることもあるのです。だから私は、「エビデンス、エビデンス」といっている人たちに『戦略は直観に従う』のような本も読んでほしいものだと思っています。

ポイント④　医療者と患者の統合

医療という場にあっては、このステップがいちばん大事です。ここの統合ができていないと、これまで述べてきたような「治しと癒しの統合」も、「病因論と健康生成論の統合」も、「エビデンスと直観の統合」も全部台無しになってしまうからです。

つい最近も、こんな患者さんが私の病院へやってきました。

関西の七十代の男性で、大きな病院で見てもらっていましたが、膵臓がんが手術で取れないので重粒子線で治療していたそうです。第二章でも説明したとおり、重粒子線治療は装置が高額なため、どこでも受けられるという治療法ではありませんが、ピンポイントで照射するので、ふつうの放射線のような副作用がそれほどないことを特徴としています。その患者さんのばあい、重粒子線治療は一定の効果があったようです。ただし、ピンポイントで照射しますから、放射線が当たったところしか効きません。周囲にがんの〝残党〟が残ってしまうこともあるのです。そこで抗がん剤の治療も受けたところ、ヘトヘトになってしまったといいます。

「もう抗がん剤はやりたくない」と思ったその患者さんは、セカンドオピニオンを求めて大学病院へ行ったそうです。膵臓がんにたいして、抗がん剤は多少は効くものの、さほど効果はないということを知っていたのかもしれません。

ところが、大学病院へ行ったところ、なんと診察まで八時間も待たされたといいます。患者さんは「前の病院から連絡が入っていて嫌がらせされたにちがいありません」といっていました。しかも大学病院の医師に会ったら、いきなり怒られたというのです。「抗がん剤をやるつもりがないなら、うちへ来たってしようがない」と。私の病院へやってきたときは「あんな扱いは考えられない」といって、たいそう憤慨していました。

このように医療者と患者の統合ができていないばあい、治るものも治らなくなってしまいます。だから、ここの統合が最重要ポイントなのです。

その患者さんは、私の病院で漢方薬やホメオパシーの代替療法をおこなっているのを知り、わざわざ関西から埼玉県の川越までやってきたのです。「先生の病院に入院したい」といっていましたが、私はこうアドバイスしました。「関西と川越はあまりにも遠いので、ご家族のかたも大変でしょう。入院はいつでもできますから、まずは一度ご自宅へ帰って、私の出す漢方薬やホメオパシーで手応えを試してみたらどうでしょう。そのままご自宅でやれそうであればつづければいいし、そうでなければまたおいでください」と。

自分の考えている治療法を受けようとしない患者さんを怒鳴りつけたり、「それだったら、よその病院へ行ってください」と見放してしまう医師はざらにいます。悲しいかな、それが現実です。患者さんはとにかく治りたい一心なのですから、問題は明らかに医療者側にあるというべきです。

では、どうしてそうなってしまうのか？

気持ちを静めて省みれば、いちばんの原因はやはり医師のエリート意識だろうと思います。

私はこの二十年間、駿台（すんだい）予備学校の医学部コースで毎年講演をおこなってきました。駿台の学生たちは一度医大の入試に失敗しているからでしょうか、エリート意識を感じません。

ところが、大学の医学部へ何度か講義に行った経験からすると、入学したばかりの学生でも質問の仕方や言動からエリート意識がありありとうかがえます。人間というのは弱い存在ですから、「医学生になった」「やがて医者になる」と思うと、ついついエリート意識が出てしまうのです。

医者のエリート意識は江戸時代以来のものです。御典医（ごてんい）の官位は幕臣よりずっと高く、小さな大名並みだったといわれています。明治以降もそうした〝御典医気分〟が抜けきらないために、患者さんを〝下々（しもじも）の者〟と見なす悪弊がつづいているのです。

そこに現代の医学教育の抱える問題が加わります。

医師の国家試験を例にとれば、知識の量、情報の量はわれわれの学生時代の百倍にも達するのではないでしょうか。私たちが受験したころは、国家試験などだれも気にしませんでした。受かるのは当然、と思っていたからです。医学書院から出ていた黄色い表紙の参考書をまるごと頭に入れれば確実に満点が取れました。だからわれわれは「絶対に受かる」と確信していたものです。ところが、いまの国家試験は情報量が多いから全部頭に叩き込むのは至難の技です。そこで、現在の医学教育は膨大な量の知識や情報をいかにうまく教え込むか、ということが主眼になってしまいました。「いい臨床家たれ」などといっている余裕はありません。まして、「〈いのち〉とは何か?」「死とは何か?」ということなど、授業で語られるはずがありません。そんなところにもエリート意識に固まった冷たい医療が生まれる温床があると見て間違いありません。

だから私は、医者はとにかくエリート意識を捨てて、前述した禅の言葉《随処に主となれば立ちどころみな真なり》を拳々服膺（けんけんふくよう）してもらいたいと思っています。

もっとも、医者はみんながみんな駄目だというわけではありません。一例をあげれば、国立がんセンターのさる女医さんのようなしっかりしたドクターもいます。彼女は緩和ケア行きを告げられた患者さんを見ると、「その前に、代替療法をやったほうがいいですよ」とアドバイスして、私の病院など、代替療法に力を入れている医療施設を推薦しています。そのひと言で患者さんがいかに心強い思いをすることか。ただし、この女医さんのような医師は残念ながら稀な存在、というのが現状です。

その意味でいえば、いま、ホリスティック医学の行く手を阻んでいる〝分厚い壁〟は、じつは医者なのです。われわれは何がなんでもこの〝壁〟を突破しないといけません。

先日も名古屋へ講演に行き、終わったあと主催者の人たちと懇談していたら、「全体に医者の質がよくない」という話になってしまいました。医学界に入ってくる人は、競争馬でいえば、ダービーに出場するような上等な馬ではなく、小さなレースにしか出られないような馬が多いのではないか、と。たしかに私もそういう感じがしないでもありません。ただ暗記力がいいというだけで医師の国家試験に通ったけれど、医療者にいちばん求められる人間としての温もりがない。そんな人たちばかりではホリスティック医学はなかなか広がっていきません。

だから、いろいろな人から「ホリスティック医学の今後はどうでしょう?」と聞かれるたびに、「現在のところはまだまだだけど、大丈夫ですよ。理想のホリスティック医学は実現できます」と答えています。ただし、こう付け加えることも忘れません。「もっとも、それは医者抜きですがね」と。

私の病院でも、看護師、鍼灸師、薬剤師、心理療法士、栄養士……その多くが、ホリスティック医学をよく理解しています。それにたいして、こういっては怒られるかもしれませんが、ドクターのほうは（院長、副院長は別として）一歩後れをとっているように感じます。

ポイント⑤　医療と養生の統合

何度もいうように、ホリスティック医学は人間をまるごと扱うものですから、「病」というステージだけにかかわるのではなく、「生老病死」すべてを相手にします。すると、ここに「養生」という要素が入ってきます。

「病」にたいしては主として医療が治しと癒しを軸として対処しますが、「生老死」には養生で向き合うことになります。「死」は治すことができないため、医療の対象にはなりませんので、これも養生で対応するジャンルに入れていいと思います。「よく生き、よく死ぬ」というのが養生の根幹です。

養生というと、ふつうは身体をいたわり、病を未然に防ぎ天寿をまっとうすること、と考えられています。しかし、それでは身体が悪くならないように保守しているだけですから、いわば「守りの養生」にすぎません。私の考える養生は、それとはちがいます。私のいう養生は「攻めの養生」ですから、日々〈いのち〉のエネルギーを高めていくことを眼目とします。

具体的にいえば、「食の養生」「気の養生」「こころの養生」が基本になります。

食物を通して大地のエネルギーを身体に取り込んでいくのが「食の養生」、調身・調息・調心の三要素を大事にしてこつこつ積み上げていくのが「気の養生」、そして生命場のポテンシャルを高めていくのが「こころの養生」です。

「死」については後述するとして、「老い」について触れておけば、私は老いが大好きです。老境はやはりいちばんいい時代で、青春期よりいい時代だと思っています。私のばあい、振り返ってみて六十代がいちばんいいと思っていましたが、七十歳になってみると、これがまたいいのです。人間というものはだんだん成長していきますから、最近は年をとればとるほどよくなるのではないかという気がしています。

それにたいして、「年はとりたくない」というのがアンチ・エイジングの考え方です。欧米のお年寄りのなかには、たとえば真っ赤なシャツを着て〝若さ〟を強調したがる人がいますが、それは自然に逆らうことですから、私はあまり好きではありません。考えてみれば「アンチ」(anti-)という接頭語がつく言葉は悪いものばかりです。アンチ・バイオティックス(抗生物質)、アンチ・ヒスタミン(ビタミンの作用を抑制する薬)、アンチ・アメリカン等々……あまりいい言葉はありません。

自然に逆らうのではなく、老境を楽しみながら、しかし青雲の志だけは死ぬまで抱きつづけること。それが私の理想とする「老い」です。「青雲の志」といっても、もちろん立身出世という意味ではありません。中国的な意味ですから、自分の〈いのち〉のエネルギーを高めつづけ、あふれ出させていこうという志です。そして理想に向かって歩き、ついに斃(たお)れる……。

これまでほかの本でも何度となく引用してきましたが、夏目漱石は『野分』という小説のなかで主人公の白井道也(しらいどうや)にこう語らせています。

　理想の大道を行き尽くして、途上に斃るる刹那(せつな)に、我が過去を一瞥のうちに縮め得て、初めて合点がいくのである。

理想に向かって歩み、そして斃れるというまさにそのとき、一瞬のうちに自分の全過去が思い浮かぶ。それを見ながら自分の「生」を納得して死ぬ、というのですから、なんともいい死生観ではありませんか。

人は老いることによって、「生きるかなしみ」がわかってきます。仕事も、人生も、人間の何たるかも見えてきます。一日でも生きると、それだけ〈いのち〉のエネルギーも高まってくるからです。

生きるということは〈いのち〉のエネルギーを燃やして突き進むことなのです。だから私には「老後を楽しむ」という意識はありません。「老後は死んでから楽しむ」というのが私のモットーです。死んでからゆっくり休めばいいのであって、この世にいるあいだは〈いのち〉のエネルギーを高めつづけるのです。

患者さんもそういう意識をもって、気をゆるめることなく一日一日を大切に生きていってほしいと思っています。

「死」について自分なりのイメージを築こう

しかし、以上のステップだけではホリスティック医学は完成しません。生と死、いいかえれば、こちら側の世界と死後の世界を統合しないとホリスティック医学にはならないからです。生と死の統合ができて初めて、ホリスティック医学が完成されます。

生と死の統合というとき、むずかしいのは「死」の扱い方です。

どんな人にもかならず訪れるのが死です。ところが現実には、われわれは死から目を逸らそうとします。死を語ることを避けようとする傾向もあります。「死なんて縁起が悪い」「死は怖い」といって、死はつねに視野の外に置かれがちです。しかも、高齢者や病気の人が自宅で亡くなり、子供たちも近親者の死を日常的に目にしていた時代とはちがって、いまはたいていの人が病院で息を引き取りますから、死はますます縁遠いものになっています。

本来であれば死を直視しなければならない医学や医療の場にあっても、ほぼ同様のことがいえます。西洋医学は身体を〝修理〟することを第一の眼目としていますから、患者さんの死はみずからの医学および医療の「敗北」と捉えがちです。したがって医学教育のなかでも、死を語ったり考えたりする機会はほとんどないというのが現状です。

しかし繰り返せば、死はだれにでも訪れるものです。誕生と同じぐらい重要な儀式といっていいでしょう。ともに一生に一回しかないセレモニーです。

そうであれば、「いつかはかならず訪れるものだ」ということを頭に入れ、「死」を前提にして「生」を考える習慣をつけておく必要があると思います。

もっとも、つねに死のことばかり考えるわけにはいきませんから、家庭であれば一年に一度の誕生日の機会に、学校であればホームルームの時間などに、みんなで身近な人やペットの死の経験を語り合ったり、「どうして私たちは死ぬことを不安に感じるのか」といったことを話し合ったりすることをおすすめします。それだけでも、いざ、というときの対応はずいぶんちがってくるはずです。

では、なぜわれわれは死を恐れたり、死に不安を感じたりするのかというと——いま生きている人はだれも死んだ経験がないからです。死とはどういうものであり、死んだらどうなるのか、死後の世界はあるのかないのか……といったことを知らないからです。人は知らないことにたいしては恐れや不安を抱くものなのです。また、慣れ親しんできたこの肉体が滅んでしまうのだという恐怖感、この世界に自分の居場所がなくなってしまうという違和感、家族や友人と永遠に会えなくなってしまうという思いも、われわれの死にたいする恐れを加速していると思います。

ひるがえって考えてみると、このような恐れや不安感は死を身体（からだ）のレベルだけで捉えているところからきているのではないでしょうか。

では、〈こころ〉や〈いのち〉のレベルで死を考えるとどうなるでしょう？

脳科学者の茂木健一郎さんは《私は、人間は死んだら無だと思っている》（『生きて死ぬ私』ちくま文庫）と書いていますが、私はそうは思いません。たとえば、人が死んでもその人の〝思い出〟は、あとに残された人たちの記憶から消えることはありません。それでも「人は死んだら無だ」というのでしょうか？

後述するように私は、死後の世界はあると考えていますが、日本有数の仏教学者・増谷文雄さんは私とはちがった意味で「死後の世界はある」と考えていたようです。増谷さんのいう「死後の世界」とは、死後に行く世界ではなく、自分が死んだあとに残していく世界です。そうした自分が亡きあとの世界に《「黄金の釘」ではなくとも、せめて石ころの一つでも貢献をしたいものと思う》（『業と宿業』講談社現代新書）と書いています。

そういう気持ちがあって初めて「生きた」といえるのではないかといって、つぎのようにつづけています。

> 死んでから結ぶ果（み）などというものは、どうでもよいではないかという者もあるかもしれないが、それはあまりに見解のせまい、まったく現実的で、利己主義な考えだとしな

ければなるまい。そんな考え方では、結局、真に生きるに値するような人生はおくれるはずがないのである。けだしわたしどもには、みんな子供もあるし、隣人もあるし、同胞というものもある。わがなきあとには、そんなものはどうなってもよいという訳のものではあるまい。【中略】とするならば、わがなきのちに結ぶであろう果(み)こそ、もっとも心しなければなるまいと思えてならない。

いま生きている人はだれひとりとして死んだ経験がないのですから、死や死後の世界についての〝正解〟はありません。自分なりのイメージをつくり上げればいいのです。そして、そうしたイメージに日ごろから思いを馳せることが大切だと、私は思っています。

それは患者さんにだけ当てはまることではありません。

すべての医療関係者がそうしたことを心がけていたら、死の恐怖や不安にさいなまれる患者さんにたいしても、死についての自分なりの考えを伝えることができるようになりますから、病院の光景もずいぶん変わってくるはずです。

死んだら〈いのち〉は虚空へ帰る

あの哲人ソクラテス（Socrates）もよく死について考えていたらしく、毒を仰いで死ぬ前の彼を描いたプラトンの『ソクラテスの弁明』（岩波書店「プラトン全集」第一巻）のなかで、こんなことをいっています。ちょっと長くなりますが、引用しておきます。

死ぬということは、つぎの二つのうちの一つなのです。あるいはまったく何もない「無」といったようなもので、死んでしまえば何も少しも感じないといったものなのか、あるいはまた言い伝えにあるように、それはたましいにとって、ここの場所から他の場所へと、ちょうど場所をとりかえて、住居を移すようなことになるかなのです。そしてもしそれが、何の感覚もなくなることであって、ひとが寝て、夢ひとつ見ないような場合の、眠りのごときものであるとしたならば、死とは、びっくりするほどの儲けものであるということになるでしょう。【中略】

また他方、死というものが、ここから他の場所へ、旅に出るようなものであって、ひとは死ねば、誰でもかしこへ行くという、言い伝えが本当だとするならば、これよりも大きい、どんな善いことがあるでしょうか。【中略】オルペウスやムウサイオス、ヘシオドスやホメロスなどといっしょになることを、諸君のうちには、どんなに多くを払ってでも、わが身に受けいれようとするひとがあるのではないでしょうか。というのは、わたしは、いま言われたことがもしほんとうなら、何度死んでもいいと思っているからです。

【中略】それらの人たちと、かの世において、問答し、親しく交わり、吟味するということは、はかり知れない幸福となるでしょう。（三二）

私もソクラテスと同じように考えています。

といっても、私は哲学者ではありませんから、多くの患者さんの死に接してきた経験から、そう考えるようになりました。

私の病院には末期がんの患者さんが多いため、三日にひとりぐらいの割合で亡くなる人が出ます。年間では百三十人前後になります。

最近は、私自身きわめて多忙になり、またほかのドクターも大勢いるようになったせいで、患者さんの臨終に立ち会うことは少なくなりましたが、一九八二年に自分の病院をつくってから最初の十年間ぐらいは「某々(だれだれ)さんがきょうあたり危なそうだ」となると、かならず病院に泊まり込んでいました。自分の病院で闘病生活をつづけてきた患者さんはまさに〝戦友〟ですから、戦友が倒れたときはそばにいてやろう、という気持ちになってくるのです。自然にそういう気持ちになります。そうしたことを十年ぐらいつづけましたから、私が直接見取った患者さんの数は千人以上になるはずです。

それだけの患者さんの臨終に立ち会って何が共通しているかというと、亡くなってから一定の時間がたつと、みなさん、とてもいい顔になるのです。亡くなる前は苦しそうな顔をしている人もいますが、亡くなるとみな、スッといい顔になります。ただの「いい顔」ではありません。生前、こんなにいい顔は見たことがないなと思うくらい「いい顔」なのです。

その話を写真家の藤原新也さんにしたところ、「やっぱり邪心が消えるからでしょうね」と、すぐに反応してくれました。さすがに「死を想え」という西洋中世の諺を表題にした書『メメント・モリ』（三五館）の作者だと感心しました。

たしかに、この世に生きていくということは多少の邪心をともなうのかもしれません。亡くなることによって、その邪心が消えるのでしょう。しかし、ただ邪心が消えただけとは思えない、もっと積極的な何かを感じさせる「いい顔」をしています。

そこで私は、みなさんがいい顔をしているのは死んでから何かいいものを見たからではないかと考えるようになりました。

では、その「何かいいもの」とは何か？

いろいろ思いめぐらせた末、思い当たったのは「ふるさと」でした。この世でのお務めを果たして息を引き取るとき、だれの目にも「ふるさと」が思い浮かんでくるのではないか。だから、みなさん、いい顔をしているのではないかと思ったのです。人はみなその「ふるさと」へ帰っていくのだ……と。

亡くなった患者さんたちの顔にそうした安心感、安堵感のようなものを感じると、私の耳にあの懐かしい文部省唱歌「故郷(ふるさと)」（唱歌の性質上、作詞者は伏せられてきたが、現在では「作詞・高野辰之」と伝えられています）が聞こえてくるように思いました。

《志を　はたして
いつの日にか　帰らん
山は青き　故郷
水は清き　故郷》

そんな「ふるさと」とはどんなところだろうかと考えているうちに、ふと頭に浮かんだのが「虚空(こくう)」でした。

私は若いころから調和道丹田呼吸法をつづけていて、白隠禅師の本をたくさん読んでいましたから、白隠さんが《虚空に先(さきだ)つて死せず、虚空に後(おく)れて生ぜざる……》（『夜船閑話(やせんかんな)』春秋社）といっているあの「虚空」ではないかと思ったのです。

虚空とは、何もない空間、という意味です。何もないけれど、しかし宇宙を生み出す力をもち、すべての生命の源でもある空間です。

私はビッグバンを連想しました。亡くなった人が還(かえ)る「ふるさと」はやはり、自分がそこから、やってきた場所にちがいない。では、私の〈いのち〉がやってきた「ふるさと」はどこかというと、私は私の両親から生まれてきたわけですが、両親はまたそれぞれの両親から、そしてそれぞれの両親はさらにそれぞれの両親から……といったぐあいにずっとさかのぼっていくことができます。すると、宇宙ができたところまでたどり着きます。われわれの〈いのち〉は百五十億年前のビッグバンの時点にまでさかのぼることができるのです。

人はだれでもビッグバンのときから百五十億年かけて、ここ（現在）まで旅をしてきたことになります。そして、この地球上で肉体という〝衣裳〟を与えられて何十年間か暮らし、お務めを果たして死を迎えると、ふたたび百五十億年かけて虚空を旅して「ふるさと」へ帰っていく。そんなふうに思うようになりました。

そうだとすれば、死は終わりではありません。宇宙レベルで考えれば、〈いのち〉の循環の一通過地点にすぎないのです。

「死後の世界」を肯定するか否定するかで生き方も変わる

私がそう思ったからといって、それを実証することはできません。エビデンスがないからです。しかし何度もいうように、この世の現象すべてにエビデンスがあるわけではありません。科学ではまだまだ解明できないことがたくさんあるのです。

そうであれば、死や死後の世界については自分流の考え方を築き上げておくのがいいと思います。死後の世界の存在について、それを肯定するか否定するかで、その人の生き方はずいぶんちがってきます。

私はいま述べたように、死んだら〈いのち〉は虚空へ帰ると思っていますから、「死後の世界はある」と考えています。死んだら肉体が滅びることは確かです。しかし、〈いのち〉というのは「場」のエネルギーですから宇宙ともつながっているし、親兄弟、友人、隣人、さらには自分が暮らしている地域ともつながっています。したがって、肉体が滅びても〈いのち〉は消えないと思うのです。

そう考えているから、家内を亡くしたときも（二〇〇九年一月、持病があったわけではないのに心筋梗塞で急逝）悲しみが突き上げてくるかと思ったら、そうではありませんでした。「どうせすぐまた会えるんだ」という思いが慰めになりました。そこでますます人は死んだら虚空へ帰るという自分の考えに自信をもつことができました。

ただし、家内には苦労のかけっぱなしでしたから、この世にいるうちにもう少しいい思いをさせてやりたかったという思いだけは残りました。その点では不憫に思いましたので、お墓だけはつくりました。私自身は「死んでも墓は要らない」といってきましたし、家内も「私が死んだら骨は横浜の港に散骨してほしい」といっていましたから、そうしてあげようと思ったのですが、しばらくすると、苦労をかけた家内がこの世に生きた証(あかし)をなんらかのかたちで残しておきたいという気持ちが生まれてきたのです。そこで、親しくしている谷中（やなか）の全生庵（東京都）のご住職に相談して、そこにお墓を買いました。そして一段落したところで周囲の人たちにお知らせして、都内のホテルで開いたのが「帯津稚子（おびつわかこ）の旅立ちを祝い、道中の無事を祈る会」でした。大勢のかたに参加していただき大変盛大な会になったことは、彼女もさぞ喜んでくれたにちがいないと思っています。

そんなふうに、家内が亡くなっても悲しみはありませんでした。涙も一度も流しませんでした。それもこれも、死後の世界はあると考えていたからです。

もちろん、そう考えない人がいてもいいのです。

先ほどもいいましたように、茂木健一郎さんは「この世のすべては脳内現象であるから、脳という素材がなくなればすべてはなくなる。人間は死んだら無だ」という意味のことを書いています。脳科学者という立場からすると、もっともな考えだし、それもひとつの態度だと思います。写真家の藤原新也さんも「死後はない」といいます。「いのちが永遠につづいたら、かえってキツイのではないか。どこかに終わりがあるからこそ、人間の交わりも成り立つのではないか。死があるから儚（はかな）くて、救いもあるのではないか」という趣旨のことをいっていましたが、そういう考え方もスッキリしていていいのではないかと思います。

いずれにしろ、死後の世界が「ある」か「ない」かはだれにもわかりません。肝心なのは自分がどう考えるか、いいかえればどんな死生観をもつか、という問題です。死後の世界はだれにもわからないからこそ、自分で決めていいのです。

私は右に述べたような理由から死後の世界を信じていますが、損か得かという観点からしても、死後の世界を信じたほうが得なのではないかと思っています。なぜかといえば、つぎのような理屈が成り立つからです。

①死後の世界を信じていれば、安心感を得ることができる。

②そして、実際に死後の世界があったら、死んでからも楽しい。

③逆に、死んでみたら死後の世界がなかったとしても、そのとき「死後の世界はある」と信じていた自分は死んでしまって何の意識もないのだから、これっぽっちの痛痒も感じない。

④ゆえに、死後の世界はあると考えたほうがはるかに得である。

「死」のヒント

現在のように死を遠ざけるのではなく、日ごろから自分流に死について考えをめぐらせておくことは大事だと思いますので、いくつか、死を考えるときのヒントを掲げておきましょう。

ひとつは、私自身が編み出した「いのちの標準時」という考え方です。

何歳でもいいのですが、とりあえず人生八十年と仮定します。その年齢を「標準時」として、ここを0歳とします。そして現在の自分の年齢を手前に数えてくるのです。六十五歳であれば年齢は十五歳ということになります。自分に残された時間は「あと十五年か」と思えば、急に命がいとおしくなるのではないでしょうか。一年一年、あるいは一日一日を大事に生きようという気持ちになってくるはずです。翌年の誕生日がくると、十四歳になりますから、もっともっと大事にしようという気になってきます。

では、八十歳を迎えたとき、いいかえれば無事0歳を迎えたときはどう考えるかというと、今度は一歳、二歳と増やしていきます。0歳から一歳、二歳と増やしていくわけですから、これは儲けものという感じになります。

残りの人生の量が減っていくときは一日一日を大事にしようと思い、「いのちの標準時」を超えると今度は一日一日がありがたく感じられます。〈いのち〉を大切に扱うそうした生き方も、死を考慮に入れることによって可能になるように思います。

古来、「念死」という工夫もあります。

鎌倉時代の武士たちはつねに死と背中合わせに生きていました。いつ合戦があるかわからない世の中だし、いざ戦(いくさ)となれば命を落とすことになるかもしれない。そういう日常生活のなかで死の恐怖を克服するために編み出されたのが「念死」という修練でした。

文字どおり死を念ずる訓練です。一定期間を自分の一生と考え、そのあいだ精いっぱい充実して生きることを心がけます。そうすることで、つぎにやってくるほんとうの死を受け入れられるように努めたというのです。これには時間の長さによって八つの段階があります。

①昼と夜の一日、つまり二十四時間。これを「一生」と考えて「死」を受容していく。

②昼間だけ。日のあるうちですから約十二時間です。

③昼間の半分。

④食事中。一回食事をするだけの時間が「一生」です。

⑤一膳のあいだ。つまり、茶碗一杯のご飯を食べるあいだ。

⑥半膳を食べるあいだ。

⑦一口噛んで呑み込むあいだ。

⑧一回呼吸をするあいだ。

だんだんと時間を短くしていって、その時間内を「自分の一生」と見なすのです。究極的にはひと呼吸のあいだだけ、つまり息を吸って吐くあいだ、それを一生と受け止める。一呼吸で生が終わってしまうわけですから、死を恐れるひまはありません。ここまで修練を積んでくると、死がけっして正体不明のものではなく、死とはどういうものなのか、その本質がわかってくるのだと思います。鎌倉武士はそんなふうにしてみずからの精神力を鍛え上げ、死にたいする恐れを克服していったのです。

念死については、江戸前期の知空（ちくう）という僧侶が『念死念仏集』という本を書いて、それが明治時代に活字になっているようですが、私は未見です。

私がいま実践しているのは仕事を終えた夕方、ひとりで病院内の職員食堂で呑んでいるとき死について思いをめぐらせることです。考える対象が死ですから、朝というのはあまりなじみません。やはり夕日を眺めながら――ということになります。

死ぬことそれ自体ではなく、死後の世界について考えるのも楽しみのひとつです。死後の世界はいったいどういうふうに展開するのか？　まだ見ぬ世界ですから、ちょっと不安もありますが、どんな世界が広がっているのかと想像する楽しみもあります。

虚室生白『猿法語』の教え

私の敬愛する仏教学者・鎌田茂雄先生から教えてもらった江戸時代の本に虚室生白（きょしつしょうはく）という人の『猿法語（さるほうご）』があります。道教と仏教をいっしょにしたような本で、虚室生白というのは現代でいうペンネームです。出典は『荘子（そうじ）』（中央公論社「世界の名著」）のようです。『荘子』にはこんな一節があります。

《虚室は白を生じ、吉祥は止まるものに止まる》（「人間世篇」七）

物ひとつない空虚な部屋にはさんさんとした太陽の光がさして、あのような明るさがあるではないか。幸福もまた、あがきをやめた空虚な心にこそ、とどまり宿るのである——という意味だそうです。

鎌田先生は、虚室生白の『猿法語』を解説した本を書きたいと、よくいっておられました。ところがそれを書かないうちに亡くなってしまいました（二〇〇一年）。先生のその言葉がずっと気になっていましたので、代わりに私が書いてもいいかなと思って『猿法語』を探したのが何年か前のことです。手に入れたのは和とじの三巻本で、たしか七万五千円したと記憶しています。

ふつう「法語」というと偉いお坊さんが語る法話をさします。だから、ちょっと卑下して「猿」という一字を頭につけたのでしょう。本のなかで虚室生白は「死ぬときはどういう死に方をしようと、たいした違いはない」と喝破しています。

臨終の時の次第は、四大（地、水、火、風の四元素・帯津注）のはなれきは（離れ際・帯津注）にて、宜しからず打見えたるも、様子よく見えたるも、其時の所打見えたるにて、善悪は言ふべからず。臨終の時の事を、今からしならふ（し習う・帯津注）べからず。

死に当たって、こころ乱れることなく従容（しょうよう）として息を引き取ると「大往生だった」といって褒められ、苦しんだり泣き叫んだりしながら死んだ人は「往生際が悪い」などといって非難されるようだけれども、死ぬときは死ぬわけだから、安楽に死のうが、のたうちまわって死のうが、どちらでもいいではないかというのです。

こんな一節もあります。

生まれたる時、生を知らねば、生まれながら生をはなれ、死する時も死の分別あるうちは、息を引取らず、其分別（そのふんべつ）覚えなき時、死するなれば、死も死をはなれて死するなり。

人が生まれるときは、赤ん坊だから「生」ということを知らない。死ぬときも「ああ、死ぬんだな」と思っているときはまだ死んではいない。そういう意識がなくなったときに死ぬわけだから、死ぬときも「死」を知らないというのです。生まれるときは「生」を知らないし、死ぬときも「死」を知らないわけだから、別に心配することはないという説法です。『猿法語』は、そもそも仏教的な本ですから、生死のことだけを書いているわけではありません。菩薩になるためにはこうしなければいけないといったお説教もいろいろ出てきますが、

「いい死に方をしようなどと考えるな」「あるがままの死に方をすればいいのであって、苦しんでもいいし嘆き悲しんでもいい。そんなことは気にしないで死になさい」と書いてあるあたりはなかなかいいと思います。

この本を教えてくれた鎌田茂雄先生は合気道六段の腕前で日々精進をつづけた人ですから、「虚室生白は、死に方はどうでもいいと書いているけれど、きちんと生きていればちゃんと死ねるもんですよ」といっておられました。先生は前立腺がんの骨転移で北里大学病院に入院し、そこで亡くなられましたが、私が何回かお見舞いに行ったときもまったくふだんと変わらず悠々としておられたのが印象に残っています。

いまだ見ぬ死後の世界へ飛び込んで行く

修行を積んだ人、つまり武術家とか宗教家といった人たちがみな立派な死に方をするかというと、けっしてそうとはかぎりません。修練は何もしないで、死ぬまで「うな重を食べたいなあ」などといっていた人がなかなか立派な死に方をすることだってあります。とはいえ、やはり死についての心構えができている人のほうが従容としている傾向は見られます。

そうした〈こころ〉を養うのが「いのちの標準時」や「念死」という考え方であり、あるいは気功や太極拳、呼吸法といった「攻めの養生」であると思います。いいかえれば、私たちは死後の世界をめざしてずっと修行していく存在なのです。

「攻めの養生」というのはつねに向上をめざすわけですから、日々〈いのち〉のエネルギーを高めていった先に死があって、それで終わり——というわけではありません。その先には、いまだ見ぬ死後の世界があります。死に向かうときには、スキーのジャンプの選手が勢いよくジャンプ台を滑降して行くように加速していき、死の壁をぶち破らなければなりません。気功や呼吸法はそのためのリハーサルのようなものだと考えたらいいと思います。いずれ死んで、虚空に帰るためのリハーサルを毎日やっているんだ、と考えるわけです。

気功の一挙手一投足にも太極拳のように攻めの動作や受けの動作があります。しかし気功は武術ではありませんし、相手は「虚空」なのですから、いずれ死んで虚空に帰る日のリハーサルをしているようなものです。そう考えれば、これもまた楽しからずやと思えてくるのではないでしょうか。

最後に、〈いのち〉のエネルギーを高めて虚空へ旅立っていったご婦人の例をあげておきましょう。

胃がんの手術を受けたその女性は、二年後、リンパに転移していると診断されたそうです。「でも、もう八十六歳だから手術や抗がん剤治療を受けるつもりはありません」といって私の病院へこられました。ご自宅が川越の病院からそう遠くないので、最初は定期的に通ってきて気功や鍼灸、ホメオパシーなどの代替療法をつづけていました。ところが症状がだんだん重くなり、痛みも出てきて食事も取れなくなってしまったため、入院することになりました。

それからは状態も落ち着き、点滴の必要もないほどになり、亡くなるまでの二か月間、入院生活を楽しんでいました。彼女は画家でもありましたから、入院中も絵を描いて、代替療法と併せてエネルギーを高めていたように見えました。

息子さんは文化人類学者で、大学教授です。その息子さんがさる雑誌で、お母さんの思い出を語っていますので、一部を引いておきます。

（母が亡くなり・帯津注）半年以上たつけれども、いまだに強く思うことは、一つは帯津さんの病院で死ぬということは、いわゆる〝病院で死ぬ〟という一般的な言い方とはかなり違っているということでした。お世話になったのは二か月弱だと思うけれども、母は毎日毎日「幸せだ、幸せだ」と言っていたんです。

もう一つは、母の死に際のあり方です。母は画家でして、病床でも絵をどんどん描いていました。帯津病院にはいろんな代替療法がありますが、母親はそれらを全部やりながら、療法士やスタッフの人たちと深いコミュニケーションを取って、わがもの顔というか、まるで大昔から住んでいるかのようにそこにいました。

亡くなる五日ぐらい前だったと記憶していますが、彼女はご家族を呼び寄せ、それぞれに「ご馳走をもってくるように」といって、病院の近くに借りてあったアパートで大宴会を開いたそうです。そして、「完璧だ、完璧だ」と何回も口にしていたといいます。それを聞いたとき、私はうれしく思うと同時に、ほんとうに立派な死に方、亡くなり方だと感じ入りました。

彼女のばあい、そうした「死」を支えていたのは絵画だったように思います。

多くの患者さんにとっては太極拳や気功による養生が、虚空に旅立つときのエネルギーとなるのではないでしょうか。

ただし、いろいろな修練を積んでいれば死ぬときに差ができるかというと、けっしてそんなことはありません。「死ぬときに差ができると思うのは間違いだ」と、私はいつも患者さんたちにいっています。この世に生きている七十年や八十年では修行してもしなくても差はつきません。

では、修行は無駄かというと、それもちがいます。死後の世界に入り、それこそわれわれの「ふるさと」である虚空へ帰って行く長い長い道中では、修行してきた人とそうでない人の差が出てきます。この世で修行してこなかった人は帰還途中で〝燃料切れ〟を起こしてしまうかもしれません。

「千里の道も一歩から」という言葉があるように、いま修行していればいつか役立つことがあると考えて、日々、〈いのち〉のエネルギーを高めていってほしいというのが私の願いです。

帯津良一（おびつ・りょういち）

1936年川越市生まれ。東京大学医学部卒業。外科医。東大病院、蒲原総合病院、都立駒込病院を経るなかで西洋医学の限界を痛感。身体の中の点（臓器）ばかり見ていたのでは、「いのち」には届かないのではないか——との考えから、みずからの考えを実践する帯津三敬病院を開設。西洋医学をベースに中国医学（漢方、鍼灸、食養生、気功）を取り込み、代替療法を重視し、人間まるごとを見るホリスティック医学をめざす。一臨床医として、「修理工をやめて庭師になろう」「医療者は患者さんに悲しみを与えてはいけない」「今日より良い明日を」を標榜している。帯津三敬病院名誉院長。日本ホリスティック医学協会会長、日本ホメオパシー医学会理事長。『気功的人間になりませんか』『いい場を創ろう』『花粉症にはホメオパシーがいい』（いずれも小社刊）など著書多数。

がんと告げられたら、ホリスティック医学でやってみませんか。

初刷　2011年7月20日

著者　帯津良一

発行人　山平松生

発行所　株式会社　風雲舎

〒162−0805　東京都新宿区矢来町122　矢来第二ビル

電話　〇三−三二六九−一五一五（代）

注文専用　〇一二〇−三六六−五一五

FAX　〇三−三二六九−一六〇六

振替　〇〇一六〇−一−七二七七六

URL　http://www.fuun-sha.co.jp/

E-mail　mail@fuun-sha.co.jp

印刷　真生印刷株式会社

製本　株式会社　難波製本

落丁・乱丁本はお取り替えいたします。（検印廃止）

ISBN978-4-938939-65-6

風雲舎の本

トリガーポイントブロックで腰痛は治る！
――どうしたら、この痛みが消えるのか？――

加茂整形外科医院院長　加茂　淳［著］

よかった、これで腰痛患者が救われる！「トリガーポイントブロック」とは、トリガーポイント（圧痛点）をブロック（遮断）することで、硬くなった筋肉をゆるめ、血行を改善し、痛みの信号が脳に達するのをブロックし、自然治癒が働くきっかけをつくっているのです。

（四六判並製　本体1500円＋税）

腰痛は脳の勘違いだった
――痛みのループからの脱出――

戸澤洋二［著］

腰が痛い。あっちこっちと渡り歩いた。どこの誰も治してくれなかった。自分でトライした。電気回路的に見直したのだ。激痛は、脳の勘違い――脳が痛みのループにはまり込んでいたのだった。

（四六判並製　本体1500円＋税）

釈迦の教えは「感謝」だった
――悩み・苦しみをゼロにする方法――

小林正観［著］

「般若心経」はとても簡単なことを言っています。悩み・苦しみの根元は「思いどおりにならないこと」。「思いどおりにしようとしないで、ただ受け容れよ」。その最高形が、「ありがとう」と感謝することです。

（四六判並製　本体1429円＋税）

いま、目覚めゆくあなたへ
――本当の自分、本当の幸せに出会うとき――

マイケル・A・シンガー［著］
菅　靖彦［訳］

自らのアセンション。内的な自由を獲得したければ、「わたしは誰か？」とひたすら自問しなさい。心のガラクタを捨てる――。すると、人生、すっきり楽になる！

（四六判並製　本体1600円＋税）

どんな時代が来るのか
――2012年アセンション・マニュアル――

タミ・サイモン［編著］
菅　靖彦
田中淳一［訳］
堤康一郎

ほら、時代がいま動いている！「2012年アセンション」とは何か。どんな転換が来るのか。世界のトップ知性が迫った今世紀最大のドラマ！

（四六判並製　本体1800円＋税）